El manual de la dieta intuitiva

EVELYN TRIBOLE
ELYSE RESCH

El manual de la dieta intuitiva

10 principios para fomentar una relación sana con la comida

EDICIONES OBELISCO

Colección Salud y Vida natural
El manual de la dieta intuitiva
Evelyn Tribole y Elyse Resch

1.ª edición: octubre de 2020

Traducción: *David N. M. George*
Maquetación: *Juan Bejarano*
Corrección: *M.ª Ángeles Olivera*
Diseño de cubierta: *Enrique Iborra*

Edita: Ediciones Obelisco, S. L.
Collita, 23-25. Pol. Ind. Molí de la Bastida
08191 Rubí - Barcelona - España
Tel. 93 309 85 25
E-mail: info@edicionesobelisco.com

ISBN: 978-84-9111-606-6
Depósito Legal: B-15.118-2020

Impreso en SAGRAFIC
Passatge Carsí, 6 - 08025 Barcelona

Printed in Spain

Dedicamos este manual a nuestros clientes del pasado y actuales
y a las futuras personas que se alimenten de forma intuitiva.
Que goces de dignidad, salud y felicidad, independientemente
de tu forma o altura, y que nunca dudes de tu sabiduría interior.

Agradecimientos

Estamos agradecidas a muchas personas, incluyendo, pero no limitándonos a, las siguientes:

A nuestro agente, David Hale Smith, de Inkwell Management, LLC, por defender nuestro trabajo, y a su socia, Liz Parker, por su aguda vista para los detalles.

A Ryan Buresh, nuestro editor de adquisiciones, por su visión entusiasta; Jennifer Eastman, nuestra revisora de textos, por su paciencia y diligente ayuda; y al equipo editorial de New Harbinger Publications por su orientación. A Susan Albers, doctora en psicología, por respaldarnos y presentarnos a New Harbinger Publications. A St. Martin's Press, por permitirnos, con amabilidad, reimprimir partes de *La dieta intuitiva: un libro de recuperación para el seguidor crónico de dietas: vuelva a descubrir el placer de comer y recupere la línea*.

A Tracy Tylka, doctora, por poner el hecho de comer de forma intuitiva en el mapa de la investigación y por validar muchos de sus componentes.

A los siguientes investigadores, por compartir sus herramientas y conocimientos:

Kristin Neff, doctora; Linda Bacon, doctora; Deb Bugard, doctora; Carl Lavie, médico; Catherine Cook-Cottone, doctora; Janet Polivy, doctora; C. Peter Herman, doctor; Ellen Satter, máster en Ciencias, dietista y nutricionista certificada, máster en Ciencias en Trabajo Social; Susie Ohrbach; Jane Hirschmann, doctora y Carol Munter; Lauren Mellin, doctora; Rachel Calgero, doctora; Diane Neumark-Sztainer, doctora, máster en Salud Pública y Dietista certificada; Traci Mann, doctora; Leann Birch, doctora.

A las siguientes comunidades y personas por defender la dieta intuitiva:

Health at Every Size, a los Asesores diplomados en la dieta intuitiva y a la comunidad *online* de la dieta intuitiva.

Arlene Drake, doctorada, terapeuta autorizada de matrimonio y familia, por su apoyo constante y estimulante y sus consejos a lo largo de todo este proyecto.

Pablo Nardi, por su respaldo inquebrantable y su sencilla bondad.

Shazi Shabatian, máster en Ciencias, dietista y nutricionista certificada (asociada), y a los miembros del grupo de profesionales que superviso por sus aportaciones y sus ánimos.

Samantha Mullen por su ayuda solvente y constante en todos los proyectos de la dieta intuitiva.

Prólogo

Felicidades por haber escogido este manual. Puede que estés cansado de las dietas, con todas sus normas y estipulaciones. Puede que te sientas abrumado por las promesas de las dietas, que no te aportan un beneficio duradero. Quizás estés cansado de estar preocupado por la comida, ya que esto consume tu valioso tiempo y te roba energía. Puede que estés frustrado por odiar tu cuerpo, sintiéndote como si siempre estuvieses luchando contra él. Tal vez desees una forma alternativa de relacionarte con la comida, la alimentación y tu cuerpo, una forma caracterizada por la amabilidad, más que por la crítica. Quizás necesites ayuda, o puede que conozcas a alguien que esté batallando con estos problemas y que quieras ayudarle.

Con *El manual de la dieta intuitiva*, escrito por Evelyn Tribole y Elyse Resch, trabajarás para liberarte de estos problemas. Aprenderás cómo cultivar una relación sana con la comida y con tu cuerpo. Esto te proporcionará unas experiencias satisfactorias con la comida, autocompasión, un bienestar potenciado y respeto por tu cuerpo y tu mente.

Tribole y Resch son las personas ideales para acompañarte en este camino. Han creado la dieta intuitiva, que se define como un estilo flexible de alimentarse en el que obedecerás, en gran medida, a tus sensaciones internas de hambre y saciedad para así valorar cuándo y qué comer y cuándo dejar de hacerlo. Seguir la dieta intuitiva hace que ganes confianza en tu cuerpo. Para exponerlo de forma clara, la dieta intuitiva consiste en un proceso de *reaprender* instintos que ya conocíamos. Nacemos siendo personas que nos alimentamos de forma intuitiva, pero los mensajes culturales para que hagamos dieta y perdamos peso suelen impregnar nuestra mente y nos alejan del hecho de escuchar a nuestro organismo. Así pues, la dieta intuitiva contrasta con hacer dieta, que implica el empleo rígido de unas normas para determinar cuándo, qué y cuánto comer. Seguir planes de dietas mina la confianza en tu cuerpo.

Tribole y Resch crearon, con éxito, los diez principios de la dieta intuitiva para facilitar la curación de las relaciones problemáticas de sus clientes con la comida y su cuerpo. Las autoras publicaron su primer libro sobre la dieta intuitiva en 1995, y aparecieron ediciones posteriores, en 2003 y 2012, que incluían información actualizada y nuevos capítulos. También disponemos de un audiolibro, publicado en 2009, que no supone una lectura al pie de la letra del libro, sino un formato de debate con prácticas orientadas de todos los principios de la dieta intuitiva. Leí su primer volumen en 2001, cuando era estudiante universitaria de psicología de terapia y becaria en un centro de terapia universitario. Utilicé los diez principios para ayudar a mis clientes a adoptar una relación más flexible con la comida y su cuerpo. Una vez que fui testigo de los beneficios de la dieta intuitiva en escenarios clínicos, quise llevar a cabo investigaciones al respecto para responder a una importante pregunta: ¿es la dieta intuitiva adaptable para todos nosotros?

Para hallar una respuesta, creé una escala para valorar la dieta intuitiva y la validé con muestras de mujeres y hombres del ámbito de la universidad y la comunidad. Gracias a esta investigación hemos visto que la dieta intuitiva está relacionada con todo un conjunto de beneficios, entre los que se incluyen una mayor satisfacción con la vida, autocompasión, autoestima, optimismo y la valoración de nuestro cuerpo. La dieta intuitiva también está relacionada con unos menores marcadores de enfermedad, como los trastornos alimentarios, la preocupación por la comida, la ansiedad relacionada con la comida, la insatisfacción con nuestro cuerpo, darse atracones, comer de forma incontrolada y la depresión. Aunque el objetivo de la dieta intuitiva no es la pérdida de peso, las investigaciones han averiguado que también está relacionada con un menor porcentaje de grasa corporal y un menor índice de masa corporal. Hasta la fecha, más de sesenta artículos promocionan sus ventajas. Ahí lo tienes: hay una amplia y creciente base de investigaciones que respalda la dieta intuitiva como beneficiosa para tu mente, cuerpo y alma.

En este manual, Tribole y Resch explican los aspectos fundamentales de por qué la dieta intuitiva te conducirá a un mejor bienestar, mientras que hacer dieta te llevará en la dirección opuesta. Al hacerlo, integran las investigaciones actualizadas que justifican la inclusión de cada principio. Pese a ello, Tribole y Resch no se detienen ahí. Te acompañan a través de una serie de actividades y reflexiones razonadas que cultivan cada uno de los diez principios de la dieta intuitiva. Subyacente a estos principios encontramos el fomento de la *sintonización* (la capacidad de estar en contacto con lo que está sucediendo en tu organismo) y hacer caso a tu cuerpo mediante la implicación en tus propios cuidados y la autocompasión. Tal y como enfatizan Tribole y Resch, estos principios están pensados para practicarse de forma regular, y las actividades que aparecen en este manual aportan formas innovadoras y prácticas de alcanzar este objetivo. Las autoras también te ayudan a identificar factores que alteran la sintonización y que cuides de ti mismo, suplantando así a la dieta intuitiva, y te ayudan a generar estrategias para superar estas alteraciones. Así pues, este manual sirve a modo de valiosa herramienta para saber cómo implementar los diez principios de la dieta intuitiva en tu vida cotidiana.

Tracy L. Tylka, doctora,
Trastorno emocional de evitación alimentaria
Departamento de Psicología, Universidad Estatal de Ohio
Miembro de la Academia de Trastornos Alimentarios
Editora asociada de *Body Image: An International Journal of Research*

Introducción

La bienintencionada búsqueda del bienestar y del supuesto peso saludable se ha visto secuestrada por una confluencia de factores, y alimentarse de forma saludable se ha convertido en un empeño cuasi religioso, de manera que la moralidad y la absolución se consiguen mediante el consumo de la «dieta adecuada». Las políticas de salud pública han contribuido a este dilema declarando la guerra (una guerra santa, por así decirlo) a la obesidad, lo que ha llevado a una estigmatización del peso y al florecimiento de la industria de las dietas, que ha alcanzado una facturación de alrededor de sesenta mil millones de dólares (unos cincuenta y cuatro mil millones de euros) por año.

El mercadeo con el miedo en nombre de la salud frente al telón de fondo de una cultura basada en la apariencia ha desencadenado la percepción de que estamos cerca del desastre. Se trata de una neurosis cultural: el tenedor se ha convertido en el equivalente a una pistola cargada: un simple movimiento en falso hará que el gatillo se dispare. Esto genera un trasfondo perpetuo de ansiedad cuando estamos sentados a la mesa y cada vez que comemos: *comensal, ándate con ojo: estás a un bocado de un infarto o de la obesidad.*

No es de sorprender que la gente se vea arrastrada hacia modas populares con respecto a la comida, como «comer limpio» y las dietas relámpago, todo ello en nombre de la salud; pero esta búsqueda está generando más problemas. Un considerable conjunto de investigaciones muestra que seguir una dieta no es algo sostenible y que conduce a sufrir una serie de problemas, incluyendo los trastornos alimentarios, la preocupación por la comida y el cuerpo, la distracción de otros objetivos personales relativos a la salud, la reducción de la autoestima, la estigmatización por el peso, la discriminación y, paradójicamente, el *aumento* de peso.

Como resultado de ello, la gente está cansada de hacer dieta y, pese a ello, se muestra aterrorizada a la hora de comer. La gente ya no sabe cómo alimentarse. Está avergonzada de su cuerpo y no confía en que su organismo «funcione». El placer de comer nos ha sido robado. La dieta intuitiva (un concepto que creamos en 1995, basándonos en la evaluación de cientos de estudios, además de en nuestra experiencia clínica) es la solución a este creciente dilema.

¿Qué es la dieta intuitiva?

La dieta intuitiva es una integración dinámica en el cuerpo y la mente del instinto, la emoción y el pensamiento racional. Se trata de un proceso personal de mostrar respeto por tu salud prestando atención a los mensajes de tu organismo y satisfaciendo tus necesidades físicas y emocionales. Es un viaje interior de descubrimiento que te pone al frente y en el centro: *tú* eres el experto en tu propio cuerpo. Después de todo, sólo tú conoces *tus* pensamientos, sentimientos y experiencias. Sólo tú sabes lo hambriento que estás y qué alimento o comida te satisfarán. Es improbable que un plan dietético o un gurú de las dietas sepan estas cosas.

La dieta intuitiva consta de diez principios que funcionan de dos formas clave. Algunos de ellos te ayudarán a conseguir la sintonización con tu organismo; es decir, la actividad de escuchar (y así responder) a las sensaciones físicas que surgen en el interior de tu cuerpo, como las señales biológicas del hambre y la saciedad; y otros principios funcionan eliminando los obstáculos para la sintonización con tu organismo.

Cultivar la sintonización. La capacidad de percibir las sensaciones del organismo se conoce con el nombre de *conciencia interoceptiva*, que es fundamental para la sintonización. Esto se debe a que los estados biológicos, como tener la vejiga llena o sentirse adormilado o hambriento, van acompañados de una sensación física. Incluso los estados emocionales tienen sus sensaciones físicas, que pueden ser muy sutiles. Estar sintonizado con las sensaciones físicas de tu cuerpo te proporciona una información poderosa de tu estado fisiológico y psicológico, que te ayuda a determinar lo que deberías hacer para satisfacer tus necesidades. Puede que necesites dormir, quizás comer o jugar, o puede que simplemente necesites un descanso. Tu cuerpo lo sabe. Es algo bastante profundo que dispongas de toda esta información por el mero hecho de escuchar y prestar atención a tu cuerpo.

Eliminar los obstáculos para la sintonización. Si, en lugar de escuchar a tu organismo, has seguido repetidamente modas relacionadas con las dietas, quizás te encuentres pensando que ya no sabes comer. Quizás te sientas confuso, inseguro y no confíes en tu organismo. Ésa es la razón por la cual los principios de la dieta intuitiva también funcionan para eliminar los obstáculos para la sintonización con tu organismo. Los obstáculos para la conciencia interoceptiva suelen surgir de tu mente, en forma de pensamientos, creencias y normas (como, por ejemplo, las reglas sobre lo que *deberías* comer o no, las creencias sobre el aspecto que *debería* tener un cuerpo sano, y los pensamientos moralizantes sobre los alimentos *buenos* frente a los alimentos *malos*). Parte del antídoto consiste en retar a estas creencias, normas y pensamientos al tiempo que cultivas una visión amable y compasiva a lo largo de tu camino para convertirte en una persona que se alimenta de forma intuitiva.

Cultivar un punto de vista autocompasivo es de vital importancia en este camino. Se trata de fijarte en tu situación con amabilidad, ya que sentir compasión por ti mismo genera una atmósfera acogedora para aprender y avanzar.

Si existiera un undécimo principio de la dieta intuitiva, sería cuidar de ti mismo. Si tus necesidades básicas no se están viendo satisfechas (como, por ejemplo, dormir lo suficiente), esto puede interferir con la sintonización con tu cuerpo. En el mejor de los casos, puede que haga que te resulte difícil escuchar, por no hablar de responder a los mensajes de tu organismo a su debido tiempo. En el peor de los casos podrías encontrarte recurriendo a la comida para conseguir consuelo y salir adelante. Ésa es la razón por la cual aprenderás mucho sobre cuidar de ti mismo a lo largo de este manual.

Los beneficios de la dieta intuitiva

Cuando escribimos nuestro primer libro, *La dieta intuitiva: un libro de recuperación para el seguidor crónico de dietas: vuelva a descubrir el placer de comer y recupere la línea*, hace más de veinte años, no podíamos ni imaginarnos que nuestra idea generaría tantos estudios. Hasta la fecha se han llevado a cabo más de sesenta estudios sobre la dieta intuitiva en todo el mundo que muestran muchos beneficios para la salud relacionados con ella, entre los que se incluyen un mayor bienestar, un menor riesgo de padecer trastornos alimentarios y una mejoría en los marcadores biológicos, como los niveles de azúcar y de colesterol en sangre. Las personas que se alimentan de forma intuitiva también disfrutan consumiendo variedad de alimentos y tienen una mejor conciencia interoceptiva y resistencia psicológica.

Uno de los estudios trascendentales lo llevó a cabo la psicóloga e investigadora Tracy Tylka, de la Universidad Estatal de Ohio, que creó la Escala de Valoración de la dieta intuitiva (EVAI) y la validó mediante un estudio que implicó a más de cuatro mil hombres y mujeres (Tylka, 2006; Tylka y Kroon Van Diest, 2013). Cerca del final de esta introducción tendrás la oportunidad de ver en qué lugar te encuentras en esta herramienta de valoración.

Debido a sus muchos beneficios para la salud, la dieta intuitiva ha sido adoptada por departamentos de salud pública, programas de bienestar de empleados, programas de salud para estudiantes de instituto y muchos otros programas que promueven la buena salud y el bienestar. En muchas universidades, *La dieta intuitiva: un libro de recuperación para el seguidor crónico de dietas: vuelva a descubrir el placer de comer y recupere la línea* es un texto obligatorio en los cursos de varios departamentos académicos, incluidos los de nutrición, psicología y educación en la salud. Por último, los programas para el tratamiento de trastornos alimentarios están incorporando estos principios como parte importante de su protocolo de tratamiento.

Los beneficios de la dieta intuitiva se han popularizado más allá del mundo de la investigación, generando un interés creciente para los medios, los profesionales sanitarios, los programas de bienestar de las empresas y los lectores de nuestros libros. Como consecuencia de ello, nos hemos visto inundados de peticiones para la publicación de un manual sobre los principios de la dieta intuitiva. El interés por este manual ha procedido de los consumidores, que quieren pulir sus habilidades relativas a la dieta intuitiva, y los profesionales sanitarios y los investigadores, que buscan ejercicios prácticos para sus clientes.

¿Quién se beneficiará de El manual de la dieta intuitiva*?* Este manual puedes seguirlo hasta el final por tu cuenta, junto con un terapeuta o en el marco de un grupo. Una mención especial para aquellos con trastornos médicos o alimentarios: os recomendamos encarecidamente que sigáis este manual hasta el final junto con vuestro equipo médico.

¿Qué deberías esperar? Practicar las actividades que aparecen a lo largo de este libro te ayudará a alcanzar una relación sana con la comida y con tu mente y cuerpo. A este logro lo llamamos *salud auténtica*. Decimos que es *auténtica* porque refleja tu estado interior de sintonía con tu cuerpo y tu mente y porque (del mismo modo) incluye directrices relativas a la salud procedentes del consenso científico (*véase* la Ilustración 1.1).

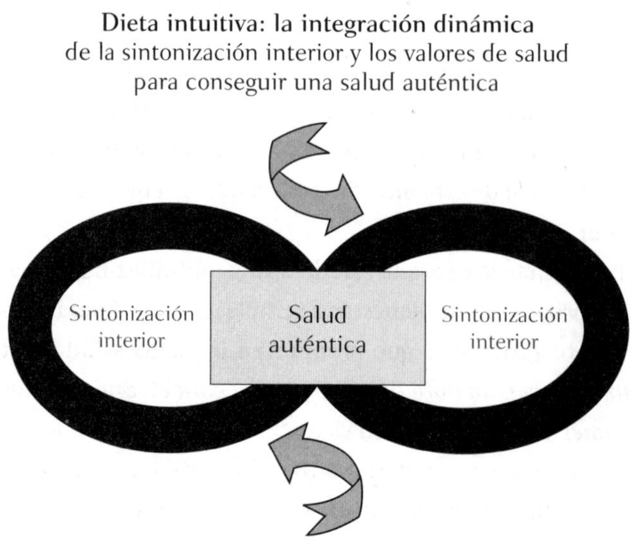

Ilustración 1.1. Dieta intuitiva: la integración dinámica.
Reimpreso con autorización de Tribole y Resch 2012 / St. Martin's Press.

Es importante tener presente que la buena salud incluye una amplia variedad de factores. «La buena salud es un estado de completo bienestar físico, mental y social, y no simplemente la ausencia de enfermedad o dolencias. El goce del mayor nivel alcanzable de salud es uno de los derechos fundamentales de cada ser humano sin distinción de raza, religión, opinión política o nivel económico o social» (Organización Mundial de la Salud, 2006).

Cuando le hablamos a la gente de la dieta intuitiva, ésta suele preguntar: «¿Perderé peso?». Si sigues los diez principios de la dieta intuitiva, normalizarás tu relación con la comida y con tu cuerpo. La pérdida de peso puede ser, o no, un efecto colateral. Si te centras en la pérdida de peso, esa preocupación interferirá en tu capacidad para realizar elecciones basadas en tus señales intuitivas, y desplazará el foco de atención hacia la apariencia, en lugar de hacia la sabiduría interior. También existe un enorme conjunto de investigaciones (basado en millones de personas, de forma continuada) que muestra que el peso, y especialmente el índice de masa corporal, no es un buen indicador del estado de salud (Lavie, 2014; Ross *et al.*, 2015; Friedemann Smith, Heneghan y Ward, 2015; Tomiyama *et al.*, 2016). Además, una revisión científica ha llegado a la conclusión de que la búsqueda, únicamente, de la pérdida de peso está relacionada con una peor salud (Tylka *et al.*, 2014). Por otro lado, poner el foco en los comportamientos propios de un estilo de vida saludable, en lugar de en el peso, proporciona beneficios para tu salud, ya sea con una pérdida o no de peso (Ross *et al.*, 2015; Bacon y Aphramor, 2011). Ha llegado el momento de que las políticas de salud pública se centren en la salud y los comportamientos saludables. Y punto. El peso no es un comportamiento encaminado a la protección, conservación o potenciación de la salud. La dieta intuitiva consiste en cultivar una relación sana con la comida, la mente y el cuerpo: consiste en cuidar de ti mismo y valorar tu cuerpo, independientemente de tu talla, y no en perseguir la pérdida de peso.

Aprovecha este manual al máximo

Esperamos que este manual no sólo sea una revisión completa de la dieta intuitiva y sus diez principios, sino también un timón, con ejercicios prácticos, para guiarte a través del serpenteante camino de la reconexión con tu ser innato que se alimenta de forma intuitiva. Este manual está organizado de acuerdo con los diez principios de la dieta intuitiva: un principio por capítulo. Hay ejercicios para desafiar y modificar los pensamientos distorsionados sobre la comida y tu cuerpo, y también para identificar tus emociones, al tiempo que se encuentran mecanismos de afrontamiento para ocuparse de ellos. También hay ejercicios y prácticas de sintonización para que te ayuden a escuchar los mensajes que te envía tu cuerpo y responder a ellos en el momento oportuno.

Obtendrás un mayor beneficio del libro si trabajas en él cuidadosamente:

- Cada capítulo empieza con un resumen en forma de un párrafo acerca del principio que se discutirá en ese capítulo. Revisa este resumen para hacerte una idea clara de la intención de los ejercicios de ese capítulo.
- Comprométete a completar o a llevar a cabo cada actividad. Puede que a veces necesites hacer un ejercicio más de una vez a modo de práctica. No se diferencia de cuando aprendes a nadar o a tocar un instrumento musical: a veces necesitas repetición y práctica para dominarlo, pese a que ya comprendas la mecánica. Precisas experiencia en el trabajo con tu mente y tu cuerpo para cultivar la confianza en la sabiduría interior de tu organismo.
- Lee, a modo de anexo útil, la edición más reciente de *La dieta intuitiva: un libro de recuperación para el seguidor crónico de dietas: vuelva a descubrir el placer de comer y recupere la línea.* Aunque este manual es un libro independiente, pensamos que puedes encontrar útil leer más acerca de la lógica subyacente a cada principio, además de una discusión detallada de los casos prácticos y las investigaciones.

Uno de los grandes beneficios de este manual es que proporciona a los lectores un marco sólido y detallado para practicar la dieta intuitiva. Una comprensión intelectual de los conceptos y los principios de la dieta intuitiva es importante, pero no es lo mismo que tener la experiencia de comer de forma intuitiva. Sintonizar y responder a las necesidades de tu organismo lleva práctica y paciencia: no procede del mero hecho de leer acerca de ello.

Te invitamos a participar en dos actividades introductorias. En primer lugar, tenemos la actividad de la metáfora de la escritura manual, que te ayudará a comprender la importancia de las tres «P» del aprendizaje para convertirse en una persona que se alimenta de forma intuitiva: *prestar atención*, *paciencia* y *práctica*. Luego completarás una breve escala de valoración de la dieta intuitiva.

Actividad de la metáfora de la escritura manual

Esta actividad consta de tres partes. Necesitarás un lápiz o un bolígrafo para este ejercicio. Es importante que te tomes tu tiempo para llevar a cabo este ejercicio y que, preferiblemente, lo completes en un entorno tranquilo, libre de distracciones.

Parte 1. Escribe tu nombre

Coloca el lápiz o el bolígrafo en tu mano dominante (la derecha, en el caso de la mayoría de las personas). Luego escribe tu nombre justo debajo y tómate tanto tiempo como necesites. *Presta atención* a cómo sientes el lápiz o el bolígrafo en tu mano mientras escribes.

____

A continuación, cambia de mano. Sujeta el lápiz o el bolígrafo con tu mano no dominante (la mano izquierda, en el caso de la mayoría de la gente) y escribe tu nombre justo debajo. Recuerda tomarte tu tiempo y *prestar atención* a cómo sientes el lápiz o el bolígrafo en esta mano.

____

Parte 2. Compara y contrasta las firmas

1. Fíjate en tus dos firmas. ¿Existe una diferencia entre la calidad de las firmas escritas con la mano dominante frente a la no dominante? ¿En qué medida?

____

____

____

2. ¿Te ha resultado raro *sujetar* el lápiz o el bolígrafo con la mano no dominante? ¿Cuál ha sido la *sensación* física cuando estabas *escribiendo* con la mano no dominante? Compara y contrasta la sensación física de sujetar el lápiz o el bolígrafo con tu mano dominante frente a la no dominante.

____

____

____

3. ¿Cuáles han sido tus sentimientos mientras estabas escribiendo? Puede que tuvieras sentimientos de frustración y reprobación: «Mi escritura se parece a la de un niño de primero de primaria».

____

____

____

4. ¿Cuáles han sido tus sentimientos emocionales? Puede que te sintieras impaciente, crítico, intrigado, avergonzado, temeroso o entretenido.

____

____

____

5. ¿Tenías la creencia o la expectativa de que tu escritura debería parecer tener la misma calidad, incluso aunque tu mano no dominante ha dispuesto de menos experiencia?

____

____

____

Parte 3. Discusión y procesamiento

Ambas manos han tenido acceso al mismo cerebro, que posee el conocimiento sobre cómo escribir y deletrear tu nombre. Pese a ello, para la mayoría de la gente existe una marcada diferencia en la calidad de la escritura, lo que refleja la importancia de la experiencia o la práctica.

Aprender a ser una persona que se alimenta de forma intuitiva se parece mucho a aprender a escribir con tu mano no dominante: lleva práctica. El conocimiento intelectual no es suficiente. Si no has tenido mucha experiencia escuchando y respondiendo a las señales de tu cuerpo de forma oportuna, te llevara paciencia y práctica. Si has pasado años siguiendo dietas y creando normas relativas a la comida, te llevará tiempo desafiar y deconstruir esas reglas y creencias, que pueden interferir con la dieta intuitiva.

Reflexiona sobre tus experiencias con la comida. ¿Dispones de una gran experiencia a la hora de *prestar atención* y hacer caso a tu cuerpo? ¿Qué implicaría eso para ti en términos de cultivar la *paciencia* y la compasión con el proceso?

____

____

____

____

Al igual que la actividad de la metáfora de la escritura manual, los ejercicios de este manual te ayudarán a conectar con las sensaciones, los pensamientos, los sentimientos y las creencias de tu cuerpo, y te permitirán *prestarles atención*, además de *practicar* nuevas formas de trabajar con ellos. Llevar a cabo estos ejercicios te ayudará a hallar formas de hacerte caso a ti mismo, averiguar qué necesitas realmente en la vida, y te proporcionará experiencias duraderas, lo que te conducirá a tener una profunda confianza en tu cuerpo, mente y alma. Recuerda ser amable y *paciente* contigo mismo en tu viaje para convertirte en una persona que se alimenta de forma intuitiva.

Escala de valoración de la dieta intuitiva número 2

Esta escala de valoración se ha adaptado con autorización a partir de las investigaciones de Tracy Tylka sobre el modelo de dieta intuitiva de Tribole y Resch (Tylka, 2006; Tylka y Kroon Van Diest, 2013; Tribole y Resch, 1995, 2012).

En la siguiente tabla, las afirmaciones se agrupan en tres características centrales de las personas que se alimentan de forma intuitiva. Responde «Sí» o «No» a cada afirmación. Si no estás seguro de cómo responder a una afirmación al principio, no pasa nada: puede que te encuentres en algún punto entre un «Sí» o un «No» claros, pero la mayoría de la gente se inclinará por una opción o la otra. Lee la afirmación algunas veces y piensa en si la descripción se *suele* aplicar en tu caso. ¿Es la respuesta principalmente «Sí» o «No»?

Sí	No	Sección 1. Permiso incondicional para comer
		1. Intento evitar ciertos alimentos ricos en grasas, carbohidratos o calorías.
		2. Si ansío cierto alimento, no me permito consumirlo.
		3. Me enfado mucho conmigo mismo si como algo poco saludable.
		4. Tengo alimentos prohibidos que no me permito consumir.
		5. No me permito comer el alimento que desee en un momento dado.
		6. Sigo normas alimentarias o planes dietéticos que me dictan qué, cuándo y cómo comer.
Sí	**No**	**Sección 2. Comer por razones físicas más que por razones emocionales**
		1. Como cuando me siento sensible (es decir, ansioso, triste, deprimido), incluso aunque no esté físicamente hambriento.
		2. Como cuando me siento solo, incluso aunque no esté físicamente hambriento.
		3. Empleo la comida para que me ayude a aliviar mis emociones negativas.
		4. Como cuando estoy estresado, incluso aunque no esté físicamente hambriento.
		5. No soy capaz de hacer frente a mis emociones negativas (es decir, ansiedad y tristeza) sin recurrir a la comida para obtener consuelo.
		6. Cuando estoy aburrido, como simplemente para tener algo que hacer.
		7. Cuando me siento solo, recurro a la comida para obtener consuelo.
		8. Tengo dificultad para dar con formas de hacer frente al estrés y la ansiedad que no sean comer.

Sí	No	Sección 3. Confianza en las señales internas de hambre y saciedad
		1. Confío en mi cuerpo para que me diga *cuándo* comer.
		2. Confío en mi cuerpo para que me diga *qué* comer.
		3. Confío en mi cuerpo para que me diga *cuánto* comer.
		4. Confío en mis señales de hambre para que me digan cuándo comer.
		5. Confío en mis señales de saciedad para que me digan cuándo dejar de comer.
		6. Confío en mi cuerpo para que me diga cuándo dejar de comer.
Sí	**No**	**Sección 4. Congruencia en las elecciones del alimento para mi cuerpo**
		1. La mayor parte de las veces deseo consumir alimentos nutritivos.
		2. Consumo, principalmente, alimentos que hacen que mi organismo funcione de forma eficiente (bien).
		3. Consumo, principalmente, alimentos que le proporcionan a mi cuerpo energía y resistencia.

Puntuación

En el caso de las secciones 1 y 2, suma tus respuestas afirmativas y anótalas en la columna de la izquierda de la taba que aparece debajo. Cada respuesta afirmativa indica un área que probablemente requiera cierto trabajo.

Total de respuestas afirmativas	Sección
	Sección 1. Permiso incondicional para comer (seis afirmaciones)
	Sección 2. Comer por razones físicas más que por razones emocionales (ocho afirmaciones)

En el caso de las secciones 3 y 4, suma tus respuestas negativas y anótalas en la columna izquierda de la tabla que aparece debajo. Cada respuesta negativa indica un área que probablemente requiera cierto trabajo.

Total de respuestas afirmativas	Sección
	Sección 3. Confianza en las señales internas de hambre y saciedad (seis afirmaciones)
	Sección 4. Congruencia en cuanto a las elecciones del alimento para mi organismo (cuatro afirmaciones)

Resultará de utilidad repetir periódicamente esta evaluación para que te ayude a valorar tu progreso. Puedes registrar y comparar tus puntuaciones a continuación.

Sección	Fecha	Fecha	Fecha	Fecha
	Puntuación total			
1. Permiso incondicional para comer				
2. Comer por razones físicas más que por razones emocionales				
3. Confianza en las señales internas de hambre y saciedad				
4. Congruencia en cuanto a las elecciones del alimento para mi cuerpo				

No te preocupes si has contestado «Sí» a muchas de las afirmaciones de las dos primeras secciones o si tienes muchas respuestas negativas en los dos últimos apartados. Ésta es simplemente una valoración para ver en qué punto te encuentras ahora, y no una reprobación. Piensa en que tus respuestas indican, simplemente, cuánto te ayudará este manual. Imagínate cómo te sentirás cuando de verdad puedas modificar tus respuestas: verte libre de la ansiedad relacionada con la comida y con tu cuerpo, junto con la confianza en ti mismo y la fe interna en la sabiduría innata de tu organismo.

En el primer capítulo aprenderás cómo rechazar la mentalidad de las dietas, lo que supone un primer paso crítico hacia la paz interior y la libertad para convertirte en una persona que se alimente de forma intuitiva.

Capítulo I

Principio número uno

Rechaza la mentalidad de las dietas

Despréndete de los libros de dietas y de los artículos de revistas que te ofrecen falsas esperanzas de perder peso rápida y fácilmente y de forma permanente. Enfádate con las mentiras que te han llevado a sentirte como si fueras un fracasado cada vez que una dieta dejó de funcionar y recuperaste todo el peso. Si permites incluso conservar una pequeña esperanza de que una nueva y mejor dieta pueda estar acechando tras la esquina, eso evitará que dispongas de la libertad de redescubrir la dieta intuitiva.

Si los programas de dietas tuvieran que someterse al mismo escrutinio que los medicamentos, nunca se permitiría su consumo público. Imagínate, por ejemplo, que tomas una medicación para el colesterol que mejorara los resultados de tus análisis de sangre durante algunas semanas pero que, a largo plazo, provocara que tus arterias se obstruyesen: ¿de verdad te embarcarías en un programa de dieta (incluso en una supuesta dieta sensata) si supieras que te haría ganar más peso y que afectaría a tu bienestar emocional?

Hacer dieta conduce a ganar peso

Mucha gente es consciente de que hacer dieta no funciona a largo plazo, pero la mayoría se sorprende al saber que, de hecho, hacer dieta incrementa el riesgo de ganar incluso *más* peso. Desde finales de la década de 1940, un gran corpus de investigación ha mostrado que el hecho de hacer dieta promueve la ganancia de peso en variedad de grupos de edad, desde niños hasta adolescentes y adultos.

Existen profundos mecanismos biológicos en juego que desencadenan que se vuelva a ganar peso (el efecto rebote) debido al hecho de hacer dieta. En lo concerniente a tus células, éstas se están viendo sometidas a una hambruna, y harán lo que haga falta para sobrevivir. Tus células no tienen ni idea de que estás eligiendo restringir tu ingesta de calorías (o algunos grupos de alimentos) para perder peso. Una conocida adaptación para sobrevivir de la que disponen consiste en ralentizar su metabolismo. Un estudio de seguimiento de seis años de duración de los participantes en *The biggest loser*, un *reality show* que consiste en perder peso, mostró que, en comparación con su punto de partida, al metabolismo de los concursantes se le suprimieron una media de quinientas calorías diarias (Fothergill *et al.*, 2016). Como era de prever, recuperaron una cantidad importante de su peso.

Otra forma en la que el organismo sobrevive a las dietas es mediante la canibalización de su propio músculo. Eso se debe a que la energía es tan importante que el organismo destruirá su propio músculo para metabolizarlo como si de combustible se tratara (el músculo es convertido en carbohidratos). Eso es algo así como ser tan pobre que no te puedes permitir pagar la calefacción o comprar leña para encender la chimenea, por lo que quemas los armarios de tu cocina para conseguir algo de calor. El estudio de *The biggest loser* también mostró este efecto. De hecho, los participantes tenían más tejido magro al principio del concurso (Fothergill *et al.*, 2016). Seis años después, no recuperaron la masa muscular que tenían en el punto de partida. Además, tenían unos niveles más bajos de leptina, que es una hormona que desencadena la sensación de saciedad.

La acumulación de más grasa corporal que antes de hacer dieta es otra forma en la que el organismo intenta sobrevivir al proceso de hacer dieta (Dulloo, Jacquet y Montani, 2012). En esencia, la pérdida tanto de grasa como de tejido muscular desencadena que el organismo gane más peso en forma de grasa corporal para así sobrevivir. Los cambios hormonales también hacen que tengas más hambre y que estés más preocupado por la comida.

En conjunto, estas poderosas adaptaciones compensatorias hacen que la pérdida de peso sostenida resulte extremadamente difícil para la mayoría de la gente. Esto da lugar a un gran modelo de negocio (con una clientela cautiva integrada) para la industria de la pérdida de peso, que mueve casi sesenta mil millones de dólares estadounidenses (casi cincuenta y cuatro mil millones de euros)* anuales. Es el único negocio que da lugar a un producto que no funciona, pero al que no se le echan las culpas por su fracaso: son los clientes los que se culpan a sí mismos.

---

* Conversión entre dólares estadounidenses y euros a fecha de diciembre de 2019. *(N. del T.)*

La paradoja del llamado peso saludable

> *«Hemos argumentado durante mucho tiempo que la postura de que la pérdida de peso es obligatoria para obtener beneficios para la salud procedentes de cambios en el estilo de vida cuenta con poco respaldo».*
>
> Ross *et al.*, 2015

Puede que desees perder peso por razones de salud y que creas que no tienes más opción que hacer dieta. Tal vez tu médico te dijera que perdieras peso para estar sano. Existe un corpus de investigación que muestra lo contrario.

Es su libro *The obesity paradox*, el cardiólogo e investigador Carl J. Lavie describe cómo, de hecho, la guerra contra la obesidad ha generado mayores problemas de salud. Estudios de gran calidad realizados en millones de personas muestran que tener un peso inferior no confiere una mejor salud o unos mejores resultados. Concluye que: «La salud no debería medirse mediante un número en una báscula o por la talla de tus pantalones vaqueros» (Lavie, 2014, pág. 230). Dos estudios recientes también llegaron a la misma conclusión:

- Un estudio llevado a cabo en la Universidad de California en Los Ángeles averiguó que cincuenta y cuatro millones de estadounidenses son etiquetados como obesos o con sobrepeso debido a su IMC (índice de masa corporal), pero que, de hecho, están sanos (Tomiyama *et al.*, 2016).
- Se sometió a pacientes con sobrepeso con diabetes de tipo 2 a dietas para perder peso, y fueron supervisados por médicos durante seis años. Un grupo de control formado por pacientes similares no recibió ningún tratamiento. Los investigadores quedaron sorprendidos al ver que los pacientes sometidos a la dieta tuvieron unos peores diagnósticos que el grupo de control, que había mantenido su estado de *sobrepeso* (Køster-Rasmussen *et al.*, 2016).

La búsqueda de la pérdida de peso, incluso en nombre de la salud, perpetúa el sesgo y el estigma del peso corporal. Se trata de formas de prejuicio que hacen suposiciones sobre tu salud y tu valor basándose únicamente en tu talla. Tristemente, la discriminación por razones de peso corporal, al igual que la discriminación basada en la raza, tiene un impacto negativo sobre la salud (Bacon y Aphramor, 2011).

Los comportamientos saludables son importantes, con independencia de la talla. Ésa es la razón por la cual existe un movimiento creciente llamado Health at Every Size (HAES) [Salud con Cualquier Talla], que desplaza el foco de la gestión del peso hacia las conductas saludables sostenibles (Bacon y Aphramor, 2011; Tylka *et al.*, 2014). Este enfoque reta a la idea de que tu IMC refleja tus prácticas relativas a la salud, tu estado de salud o tu carácter moral (Tylka *et al.*, 2014).

Hacer dieta daña a tu salud psicológica y a tu bienestar

Muchos de nuestros clientes idealizan su primera dieta como si se tratara de un primer amor: fue algo muy sencillo y natural. El peso simplemente desapareció. Pero esa primera experiencia con las dietas es la trampa seductora que inicia el ciclo de la pérdida y ganancia de peso. Con cada dieta, tu organismo se adapta y aprende cómo sobrevivir, lo que hace que sea todavía más difícil perder peso. Con cada intento fallido por perder peso hay una impotencia aprendida que se hace más fuerte, lo que da como resultado una mala autoeficacia y un mal empoderamiento (Ross *et al.*, 2015; Tylka *et al.*, 2014). Como consecuencia de ello, muchos de nuestros pacientes se sienten unos fracasados, pero es el sistema de hacer dieta el que les ha fallado.

No supone ninguna sorpresa que hacer dieta también incremente el riesgo de padecer trastornos alimentarios, incluyendo darse atracones. Hacer dieta contribuye a la insatisfacción con el cuerpo, a la preocupación por la comida y el cuerpo, a los antojos, a la distracción de otros objetivos relativos a la salud personal, a una menor autoestima y a la estigmatización y la discriminación por razones de peso corporal (Bacon y Aphramor, 2011; Tomiyama *et al.*, 2016; Tylka *et al.*, 2014; Mann, 2015).

Una vez metido en la mentalidad de hacer dieta, tus decisiones a la hora de comer se ven dictadas por las normas de la dieta, que determinan lo que tienes que comer, independientemente de tus preferencias alimentarias, tus necesidades de energía, tu hambre, etc., todas las cuales pueden desencadenar sensaciones de privación. Ningún plan de dieta puede conocer tu nivel de hambre o los alimentos que te satisfacen. Las normas de las dietas también desencadenan una rebelión interna, porque suponen un asalto a tu autonomía personal y a tus límites.

Incluso aunque no estés a dieta, tu mente puede seguir teniendo la mentalidad insidiosa de estar a dieta: lo que *deberías* y lo que *no deberías* comer. Este concepto genera un obstáculo para la dieta intuitiva.

La dieta intuitiva se basa en la sintonización y emplea la experiencia directa de tu organismo. ¿Está tu cuerpo pasando hambre? ¿Está tu cuerpo agradablemente saciado y satisfecho? Se trata de un proceso consistente en escuchar y responder a las necesidades de tu organismo. La mentalidad de estar a dieta mina la confianza en tu cuerpo, porque «las normas» microgestionan y dictan tus elecciones relativas a la comida *independientemente de cómo te sientas*. Esto genera una disonancia cognitiva, un choque entre lo que estás experimentando como cierto y lo que te dicen que tienes que hacer, lo que da lugar a confusión en lo relativo a la comida, con el lamento común de: «Ya no sé cómo comer».

Las actividades de este capítulo te ayudarán a:

- cultivar la autocompasión;
- explorar tu historia con las dietas;
- reconocer y admitir cómo hacer dieta ha interferido en tu vida, tanto física como psicológicamente;
- explorar los beneficios de desprenderte de hacer dieta;
- identificar los rasgos y la forma de pensar de la mentalidad de la dieta y;
- librarte de las herramientas de estar a dieta.

Cultivar la autocompasión

Es importante recordar que cada experiencia que tengas con la comida, ya la percibas como positiva o negativa, es una oportunidad para aprender cosas acerca de tu cuerpo. La dieta intuitiva no consiste en un proceso que apruebes o suspendas, sino que es una experiencia de aprendizaje. Un niño que esté aprendiendo a andar lo hará de forma abúlica, tropezará y caerá, pero sus progenitores quedarán encantados con todos y cada uno de sus pasos y responderán con un apoyo compasivo. No podemos imaginar a un padre que riña a su hijito cuando dé un paso en falso y se caiga, diciéndole: «¡Levántate, idiota!». De forma parecida, es importante que cultives la autocompasión en lugar de la vergüenza y la culpabilización. Las investigaciones indican que adoptar una postura autocompasiva con respecto a las experiencias difíciles relacionadas con tu organismo puede ayudar a la dieta intuitiva y a superar la insatisfacción con tu cuerpo (Schoenefeld y Webb, 2013; Albertson, Neff y Dill-Shackleford, 2015).

La autocompasión está relacionada con el bienestar, con unos mayores sentimientos de felicidad y con una mayor iniciativa personal para llevar a cabo los cambios necesarios en tu vida (Neff, 2003, 2016; Neff y Costigan, 2014). Algunas personas han expresado su preocupación por el hecho de que la autocompasión pueda emplearse como excusa para la indulgencia excesiva o para hacer lo que te dé la gana, pero no es el caso. La autocompasión consiste, simplemente, en tener una consideración neutra pero comprensiva con respecto a ti mismo y a tus acciones. Las investigaciones han mostrado que la autocompasión ayuda a la gente a superar su culpabilidad relativa a sus elecciones con la comida (Adams y Leary, 2007). Así pues, la autocompasión puede ayudar a promover el cambio. Esto se debe a que las personas autocompasivas no se critican ni se intimidan a sí mismas cuando cometen errores. Esto hace que les resulte más fácil admitir su vulnerabilidad y sus errores, modificar conductas improductivas y asumir nuevos retos, como la dieta intuitiva.

Por lo tanto, antes de empezar a estudiar tu historial con las dietas y los problemas relacionados con ellas, comencemos con el trabajo de cultivar la compasión. Los siguientes ejercicios se basan en las investigaciones y los ejercicios de Kristin Neff (http://self-compassion.org) y se han adaptado con su autorización.

Ejercicios de autocompasión

1. Piensa en las ocasiones en las que estabas batallando con tu forma de comer. ¿Cómo respondes normalmente? Anota lo que sueles hacer y lo que te dices a ti mismo. Asegúrate de prestar atención al tono de tus pensamientos: ¿son severos e intensos o dulces y amables?

____

____

____

____

2. Si un buen amigo o un ser querido estuviera batallando con su propia forma de comer, ¿cómo responderías? Anota lo que le dirías a tu amigo. Apunta también el tono que emplearías con un amigo o un ser querido: ¿es severo o amable?

____

____

____

____

3. ¿Existe una diferencia entre la forma en la que le hablarías a tu amigo y la manera en la que te hablas a ti mismo? Si la respuesta es afirmativa, ¿qué factores o miedos son los que entran en juego y te llevan a tratarte a ti y a los demás de forma tan distinta?

4. ¿De qué forma podrían cambiar las cosas si te respondieras de manera amable (del mismo modo en el que normalmente responderías a un amigo íntimo que estuviera batallando con algo)?

5. El acoso y el mercadeo con el miedo en nombre de la salud no funcionan y, de hecho, podrían empeorar tu salud a largo plazo. ¿Empleas la autocrítica o el autoacoso como motivadores para tus problemas con la comida? Reflexiona sobre una situación difícil reciente con tu forma de comer o tu cuerpo. Mientras recuerdas la situación, observa si, de hecho, puedes sentir el malestar emocional en tu cuerpo. Describe cómo te hace sentir esto.

6. ¿Qué palabras o frases compasivas podrías emplear para sustituir al acosador interior? Piensa en un diálogo interior más amable y alentador. Puede que resulte de utilidad pensar en lo que te diría un buen amigo cuando estuvieses sufriendo. ¿Cómo te hace sentir eso emocional y físicamente?

____

____

____

____

Tu historial con las dietas

A lo largo de los años hemos tenido muchos clientes que nos informaban de que una dieta concreta funcionaba realmente bien. Pese a ello, y tras una mejor reflexión, ése no era el caso en absoluto. Nuestros clientes habían perdido peso temporalmente, pero luego lo recuperaron todo (y, con frecuencia, ganaban todavía más en comparación con su punto de partida).

El objetivo de esta sección consiste en ayudarte a ver la verdad de tu historia con las dietas. Aunque esta hoja de trabajo se fija en tu historial de peso (el foco de atención de hacer dieta), queremos subrayar que la dieta intuitiva no consiste en básculas y números. La dieta intuitiva no es una dieta. Hacer dieta te promete perder peso, y queremos que examines lo que hay de cierto en estas promesas. ¿Perdiste peso de forma permanente o la pérdida de peso fue sólo temporal? ¿O eres como los millones de personas que no sólo recuperaron el peso perdido, sino que además ganaron *más* peso (tal y como se ha mostrado estudio tras estudio)?

Hoja de trabajo de tu historial con las dietas

Emplea la hoja de trabajo que aparece a continuación y anota tu edad en el momento en el que seguiste la dieta concreta, el tipo de dieta, su duración, la cantidad de peso perdido y la cantidad de peso recuperado (efecto rebote). Puedes usar la columna de «Otros» para añadir tus propias notas.

Edad	Razón para iniciar la dieta	Tipo de dieta	¿Durante cuánto tiempo seguiste la dieta?	¿Perdiste peso?	Si perdiste peso, ¿durante cuánto tiempo conservaste el peso perdido?	¿Recuperaste el peso?	¿Recuperaste más peso del que perdiste?	Otros

Empleando la información de la hoja de trabajo de tu historial con las dietas, responde a las siguientes preguntas.

1. Piensa en por qué empezaste a hacer dieta. ¿Te sentiste presionado a perder peso debido a tu familia, amigos o un médico?

___

___

___

2. ¿Qué te hizo sentir tu primera dieta? ¿Fue fácil, incluso sin costarte ningún esfuerzo? ¿Y eso?

___

___

___

3. ¿Cuál fue el mayor período durante el cual mantuviste una pérdida de peso como consecuencia de hacer dieta?

___

___

___

4. ¿Qué tendencia observas con tu peso corporal desde tu primera dieta?

___

___

___

5. Actualmente, ¿encuentras más difícil permanecer en una dieta, tanto mental como físicamente?

____

____

____

6. ¿Con qué frecuencia has dicho que una dieta funcionaba porque experimentaste una pérdida temporal de peso? Al revisar tu historial con las dietas, ¿fue la pérdida de peso permanente o recuperaste el peso gradualmente?

____

____

____

¿Cómo ha interferido en tu vida hacer dieta?

La búsqueda de hacer dieta tiene un enorme coste que va más allá del económico. Hacer dieta puede causarle muchos perjuicios a tu salud conductual y mental, además de a tu salud social, la relativa a tus relaciones y la física. El siguiente inventario te ayudará a examinar cómo te ha afectado hacer dieta.

Inventario sobre cómo hacer dieta ha interferido en tu vida

Esta lista incluye las consecuencias como resultado de hacer dieta. Comprueba si todas se aplican en tu caso. Cada columna dispone de espacio en la parte inferior para añadir consecuencias que no aparezcan listadas aquí.

Síntomas físicos	Síntomas sociales	Síntomas psicológicos	Síntomas comportamentales
❑ Ganancia de peso. ❑ Metabolismo apagado. ❑ Excesivos antojos de carbohidratos. ❑ Oscilaciones de los niveles de azúcar en sangre. ❑ Desconectado de las señales de hambre. ❑ Desconectado de las señales de saciedad. ❑ Crónicamente cansado, pese a dormir bien. ❑ Pérdida de cabello (más de lo normal). ❑ Si eres mujer: menstruaciones inconstantes o faltas. ❑ Entumecimiento físico. ❑ Otros:	❑ Como de forma distinta cuando hay otras personas presentes. ❑ Comparo mi comida con lo que comen los demás, tanto en cuanto a la cantidad como al tipo de alimentos. ❑ Me preocupa lo que piensa la gente acerca de lo que como. ❑ Me preocupa lo que la gente piense de mi cuerpo. ❑ Intento comer el mismo tipo y cantidad de comida que consumen los demás. ❑ Cancelo eventos sociales debido a los alimentos o las comidas que se sirven. ❑ Evito comer en situaciones sociales. ❑ Mi conducta y mis creencias sobre lo que como y mi cuerpo han interferido en mis relaciones. ❑ Otros:	❑ Me preocupo por lo que como. ❑ Tengo normas estrictas relativas a la comida. ❑ Cuento las calorías, los carbohidratos u otros factores de la comida. ❑ Pienso en los alimentos como en «buenos» o «malos». ❑ Me siento culpable si consumo un alimento «malo». ❑ Tengo cambios de humor. ❑ Temo sentirme hambriento. ❑ Temo sentirme demasiado lleno. ❑ No confío en mi cuerpo. ❑ Temo que si empiezo a comer alimentos «prohibidos» no pararé de comer. ❑ Fantaseo con comida. ❑ Me preocupan los pensamientos sobre lo que como y no como. ❑ Otros:	❑ Si infrinjo una norma sobre la comida, consumo incluso más de ese alimento. ❑ Si como demasiado, lo compenso saltándome una comida o comiendo menos en la siguiente comida, incluso aunque esté hambriento. ❑ Como más cuando estoy estresado. ❑ Hago ejercicio sólo para quemar calorías o perder peso. ❑ Hablo mucho de hacer dieta, el peso y la comida. ❑ Cuando estoy de vacaciones, ignoro mis normas relativas a la comida y como más de lo que necesito, independientemente de lo lleno que me sienta. ❑ Me doy atracones. ❑ Evito las relaciones íntimas. ❑ Otros:

¿Cuáles son los beneficios personales de dejar de hacer dieta?

Responde a las siguientes preguntas empleando información tanto de la hoja de trabajo de tu historial con las dietas como del inventario sobre cómo hacer dieta ha interferido en tu vida.

Parte 1. Los distintos costes de hacer dieta

1. ¿Cómo ha afectado hacer dieta a tu vida social?

____

____

____

____

2. ¿Cómo ha afectado hacer dieta a tu conducta alimentaria?

____

____

____

____

3. ¿Cómo ha afectado hacer dieta a tu mente y a tu humor?

____

____

____

____

4. ¿Qué consecuencias físicas has experimentado como consecuencia de hacer dieta?

5. ¿Cuánto tiempo y dinero has gastado en la búsqueda de la pérdida de peso?

Parte 2. Compara los pensamientos fantasiosos con tu historial

1. ¿Qué tipo de pensamientos tienes que puedan estar alimentando la fantasía de embarcarte en una última dieta?

2. Teniendo en cuenta tu historial con las dietas y el consecuente impacto sobre tu peso, conducta alimentaria, vida social y estado mental, ¿cuáles serían algunas razones para que dejaras de hacer dieta de una vez por todas?

____

____

____

____

Los peligros de los ciclos de pérdida y recuperación de peso

Cuando te embarcas en una dieta tras otra, esto te lleva a sufrir fluctuaciones de peso, que los científicos llaman *ciclos de pérdida y recuperación de peso*. Los propios ciclos de pérdida y recuperación de peso pasan factura a tu salud física y mental. Las investigaciones que se han llevado a cabo a lo largo de los últimos veinticinco años han mostrado que los ciclos de pérdida y recuperación de peso están inextricablemente vinculados a una salud física y un bienestar psicológicos adversos (Dulloo, Jacquet y Montani, 2012; Tylka *et al.*, 2014):

- El trascendental estudio Framingham del corazón evaluó a más de cinco mil personas a lo largo de un período de treinta y dos años, y averiguó que los ciclos de pérdida y recuperación de peso estaban fuertemente relacionados con las tasas de mortalidad generales, además de a la mortalidad y la morbilidad relacionadas con las cardiopatías.
- Un estudio sobre la pérdida de peso llevado a cabo en Corea averiguó que las mujeres con un historial de ciclos de pérdida y recuperación de peso perdieron más masa muscular, pero no más grasa corporal en comparación con aquellas mujeres que no experimentaron ciclos de pérdida y recuperación de peso, a pesar de haber perdido una cantidad similar de peso total.
- El Estudio de la Salud de las Enfermeras número 2 vio que las mujeres con un historial de ciclos de pérdida y recuperación de peso ganaron más peso a lo largo del tiempo y se implicaron en más atracones que las mujeres que no habían sufrido fluctuaciones de peso.

- Los ciclos de pérdida y recuperación de peso incrementan el riesgo de padecer fracturas óseas debidas a osteoporosis, cálculos biliares, pérdida de masa muscular, presión sanguínea alta, inflamación crónica y algunos tipos de cáncer.
- También se ha visto que los ciclos de pérdida y recuperación de peso son un predictor de la posterior ganancia de peso en hombres atletas implicados en deportes basados en el peso de los participantes, como el boxeo, la lucha libre y la halterofilia.

Desprenderse de la fantasía

Incluso aunque tengas claro que hacer dieta no funciona en tu caso y que, además, te provoca perjuicios, puede que siga siendo complicado desprenderse de la fantasía de la pérdida de peso y de conseguir un «nuevo tú»:

1. ¿Cuáles son tus creencias, en general, sobre la pérdida de peso?

____

____

____

____

2. ¿Cuáles son tus convicciones acerca de tu propia pérdida de peso?

____

____

____

____

3. ¿De dónde surgieron estas creencias? ¿Cuál es su origen?

4. ¿Cómo fantaseas que cambiaría la vida para ti si persiguieras la pérdida de peso?

5. ¿Cómo te han afectado tus convicciones acerca de la pérdida de peso?

   A. ¿Has puesto alguno de los aspectos de tu vida en espera hasta que pierdas peso (como buscar un trabajo, relaciones o actividades)?

B. Reflexiona acerca de tus respuestas a la pregunta 5A. ¿Qué necesitarías para explorar las búsquedas que deseas con tu «cuerpo actual»?

____

____

____

____

Aferrarte a la fantasía de la pérdida de peso puede mantenerte atascado en la mentalidad de la dieta, incluso aunque no estés planeando implicarte en un comportamiento propio de hacer dieta.

Librarte de las herramientas propias del hacer dieta

Pesar, medir y contar son herramientas externas de hacer dieta, y lo mismo pasa con coleccionar libros y artículos sobre hacer dieta. ¿Cuáles de estas herramientas o técnicas sigues usando? Revisa las veinte afirmaciones que aparecen a continuación y marca aquellas que se apliquen en tu caso.

	1. Cuento las calorías e intento no superar un total diario de _____.
	2. No me permito consumir cierto tentempié si supera cierto número de calorías o puntos.
	3. No me permito consumir cierta comida si supera cierto número de calorías o puntos.
	4. Cuando como en un restaurante, escojo entrantes que tengan la menor cantidad de calorías o puntos.
	5. No me permito consumir bebidas que contengan calorías.
	6. Escojo actividades físicas y ejercicios basándome en la cantidad de calorías que queman.
	7. No puedo consumir cierta comida o alimento si desconozco sus calorías o puntos.
	8. Evito consumir alimentos ricos en carbohidratos como el pan, los cereales y la pasta.
	9. Evito consumir alimentos que contengan azúcar.
	10. Evito consumir alimentos que contengan grasas.
	11. Me peso frecuentemente.
	12. Mido/peso mi comida para asegurarme de no consumir demasiadas calorías.
	13. Cuento la cantidad exacta de alimento que tengo que comer (como los frutos secos o las galletas saladas) para así estar seguro de no consumir más de una ración o porción.
	14. Peso mi comida para asegurarme de no comer demasiado.
	15. Si pienso que he comido demasiado, compensaré haciendo más ejercicio.
	16. Busco en Internet artículos sobre nuevos planes de dieta y sobre cómo perder peso.
	17. Leo blogs y páginas web acerca de hacer dieta y de «inspiración para mantenerme delgado».
	18. Conservo libros sobre distintas dietas y planes de dieta.
	19. Colecciono recetas bajas en calorías para que me ayuden a perder peso.
	20. Tomo suplementos, incluyendo infusiones, que se supone que ayudan a quemar grasas, aceleran el metabolismo o ayudan a perder peso.

Revisa las afirmaciones (las herramientas para hacer dieta) que has señalado. Puede que haya muchas marcadas, aunque no sucede nada. Es importante empezar justo donde te encuentras. Nosotros trabajamos todo el tiempo con gente que solía emplear varias herramientas para «mantener a raya su consumo de alimentos». Con el tiempo aprenderás a desprenderte de ellas, lo que te conducirá a una relación más sana con la comida. Por el momento escoge las tres herramientas de las que crees que te resultaría más fácil desprenderte.

1. Anota la primera herramienta con la que deseas trabajar. Describe un paso que podrías dar para desprenderte de ella (por ejemplo, al salir a comer fuera de casa, en lugar de escoger el entrante con menos calorías, podrías elegir uno que resultara satisfactorio comer, independientemente de las calorías que contenga).

____

____

____

2. Anota la segunda herramienta y describe un paso que podrías dar para desprenderte de ella.

____

____

____

3. Anota la tercera herramienta y describe un paso que podrías dar para desprenderte de ella.

____

____

____

¿Se detendrá alguna vez el contador de calorías que tienes en tu mente?

Si has estado contando calorías durante mucho tiempo, será difícil que dejes de hacerlo, ya que se habrá convertido en un hábito mental automático. Centrarse en las calorías no te conecta a la dieta intuitiva. Se trata de una herramienta propia de las dietas. El simple hecho de estar dispuesto a parar no es suficiente para hacer que desaparezca. Sin embargo, a medida que vayas trabajando para convertirte en una persona que come de forma intuitiva, contar calorías desaparecerá. ¡De verdad!

Aquí tenemos qué esperar. Al principio, contar calorías empezará a parecerte irritante y fastidioso, ya que estás cansado de la constante cháchara sobre las calorías. Luego, a medida que empieces a confiar en la dieta intuitiva para calibrar lo que comes, como, por ejemplo, con el hambre, la saciedad y la satisfacción, el cómputo calórico empezará a ir desapareciendo. A continuación, serás simplemente consciente de las calorías: es decir, puede que conozcas las calorías de un alimento concreto, pero no tomarás tus decisiones respecto a qué comer basándote en esa información. Por último, los recuentos totales de calorías se volverán cada vez menos importantes para ti y acabarán desapareciendo por completo.

La mentalidad de hacer dieta: explorar las formas ocultas de hacer dieta

Tu voz interior autocrítica relativa a hacer dieta puede que te resulte tan familiar que ni siquiera seas consciente de ello. Puede que esto haga que conviertas, inadvertidamente, a la dieta intuitiva en otra dieta con normas y obligaciones, lo que haría que te sintieras estresado y agobiado por los sentimientos de culpa. Debido a esto es importante aprender a reconocer la mentalidad de hacer dieta. Puede que no estés siguiendo ninguna dieta oficial, pero quizás tu mente siga anclada en el hábito de emplear el lenguaje propio de hacer dieta, lo que, a su vez, puede promover hábitos alimentarios restrictivos. Además, algunos planes de comidas son, de hecho, planes de dieta que se anuncian de manera inteligente bajo la apariencia de comer en favor de tu salud. Revisa las afirmaciones que aparecen a continuación y señala aquellas que se apliquen en tu caso.

	1. Intento no comer ningún carbohidrato, especialmente alimentos basados en los cereales como los cereales de desayuno, arroz o pasta.
	2. Me gusta participar en depuraciones que consistan en tomar zumos.
	3. Suelo describir un día de comidas como bueno o malo.
	4. Si tomo postre, tendré que hacer más ejercicio.
	5. Si percibo que he comido demasiado en una comida concreta, comeré, automáticamente, menos en la siguiente comida con independencia de mi nivel de hambre y saciedad.
	6. Considero la comida como el enemigo.
	7. Me permito «días en los que puedo hacer trampas», consintiéndome comer lo que desee, independientemente de mi nivel de hambre y saciedad.
	8. Como con verdadero cuidado durante los días laborables, y luego como lo que me gusta los fines de semana, independientemente de mi nivel de hambre y saciedad.
	9. Una vez que consumo un alimento prohibido, pienso que *la he fastidiado*, y entonces como lo que sea que desee en grandes cantidades, independientemente de mi nivel de hambre y saciedad.
	10. Si estoy planeando salir a cenar fuera de casa, reduzco la cantidad de comida que ingiero durante el día, independientemente de mi nivel de hambre y saciedad.
	11. Frecuentemente escojo la porción más pequeña de alimento en una comida o tentempié, con independencia de mi nivel de hambre y saciedad.
	12. Si no hago ejercicio un día, compenso reduciendo la cantidad de alimento que ingiero, independientemente de mi nivel de hambre y saciedad.
	13. Me siento culpable si no hago ejercicio, ya que esto significa que no he quemado calorías.
	14. Participo en competiciones de pérdida de peso corporal en el trabajo y en eventos de restricción de alimento, como, por ejemplo, retos de treinta días de duración para eliminar el gluten, la harina refinada o los alimentos procesados.
	15. Veo programas de televisión como *The biggest loser* para que me inspiren para perder peso.
	16. Me gusta hablar del contenido en calorías de los alimentos.
	17. Si estoy en un almuerzo de empresa o en un restaurante, comparo lo que como con lo que comen los demás, y me siento mal si como más que ellos.
	18. Me preocupa lo que la gente piense de mi forma de comer.
	19. Consumo menos comida cuando estoy con otras personas, independientemente de mi nivel de hambre y saciedad.
	20. Creo que tengo que perder peso para estar sano.

Reflexión sobre la mentalidad de hacer dieta

Revisa las afirmaciones sobre la mentalidad de hacer dieta que has marcado.

1. ¿Ves algún patrón en tus pensamientos o comportamientos?

____

____

____

2. ¿Con qué frecuencia tienes estos pensamientos o hablas sobre ellos en una conversación?

____

____

____

3. ¿Cómo ha hecho mantener este lenguaje que permanezcas en la mentalidad de hacer dieta?

____

____

____

A medida que empieces a practicar los principios de la dieta intuitiva, estos pensamientos y comportamientos irán pasando a un segundo plano y acabarán por desaparecer. Siempre que te sientas mal por lo que has comido, reflexiona sobre lo que acabas de decirte a ti mismo: es muy probable que se debiera a algún tipo de mentalidad propia de hacer dieta. Por el momento, el simple etiquetado de este tipo de pensamientos como «mentalidad propia de las dietas» supone un gran paso, ya que hace falta *prestar atención* (sin juzgar) para que se dé un cambio significativo. Ésta es una característica de la compasión, que desempeña un papel importante en el camino para convertirse en una persona que se alimenta de forma intuitiva.

¡Evita convertir la dieta intuitiva en una dieta!

Es importante recordar que el proceso de la dieta intuitiva es flexible, y no rígido. La dieta intuitiva se organiza alrededor de diez principios, pero no son normas. Las personas que han seguido dietas de forma crónica tienen una sorprendente capacidad de convertir la dieta intuitiva en una mentalidad propia de hacer dieta, cuyo sello distintivo se caracteriza por la rigidez a la hora de pensar, las normas y en ser sentencioso en lugar de compasivo. A medida que vayas trabajando con este libro y sigas practicando la dieta intuitiva, te resultará más fácil reconocer la rigidez propia de la mentalidad de hacer dieta cuando ésta acuda a tu mente. Si no estás seguro, siempre podrás regresar a la sección sobre la mentalidad propia de hacer dieta.

Resumen

En este capítulo has aprendido la importancia de cultivar la compasión y has examinado tu historial con las dietas y tus pensamientos relacionados con hacer dieta. Has practicado con formas de desprenderte de las herramientas propias de hacer dieta y del lenguaje relacionado con hacer dieta. Recuerda que vivimos en una cultura de las dietas, por lo que es fácil sentirse provocado. Desprenderse de la mentalidad propia de hacer dieta constituirá una práctica: recuerda tener paciencia contigo mismo.

En el siguiente capítulo conocerás otra forma de desprenderte de la mentalidad propia de hacer dieta basada en escuchar y hacer caso a las señales de hambre de tu organismo.

Capítulo 2

PRINCIPIO NÚMERO DOS

Haz caso a tu hambre

Mantén a tu organismo alimentado desde el punto de vista biológico con energía y carbohidratos suficientes. De otro modo podrías desencadenar un impulso primario para comer en exceso. Una vez que alcances el momento en el que sientas un hambre excesiva, todas las intenciones de comer de forma moderada y consciente serán efímeras e irrelevantes. Aprender a honrar la primera señal biológica de hambre prepara el camino para reconstruir la confianza contigo mismo y la comida.

El hambre es una señal biológica natural que te permite saber que tu organismo necesita sustento. Alimentar a tu cuerpo es tan esencial para la vida como respirar. Hacer caso a tu hambre forma parte importante de la dieta intuitiva. Las personas que han seguido dietas de forma crónica suelen rechazar su hambre biológica sólo para ver cómo esta contraataca. Su hambre aumenta y desencadena una cascada biológica, tanto física como biológicamente: el «hambre primaria» (un deseo urgente e intenso de comer), que suele dar lugar a comer en exceso. El hambre primaria es un estado que se da cuando el hambre biológica no ha recibido respuesta durante demasiado tiempo. Es equivalente a aguantar la respiración bajo el agua hasta que la necesidad de respirar es desesperada y acabamos por salir a la superficie. Tu primera inspiración después de una inmersión prolongada es primaria (una inspiración profunda y avariciosa) en lugar de una inhalación educada. Es una reacción biológica compensatoria.

Aquí tenemos un ejemplo. Digamos que almuerzas a mediodía y que te ves forzado a asistir a una reunión imprevista después del trabajo. Después del trabajo vas al gimnasio, más tarde de lo normal. Tu plan para la cena era comer algo con lo que sueles disfrutar: pasta con salmón a la parrilla acompañada de una agradable ensalada. Pero ahí estás, corriendo encima de la cinta. Son las ocho de la tarde y tienes tanta hambre que en todo lo que puedes pensar es en comer. Te vas volviendo más irritable e impaciente. Estás hambriento y enojado.

Te resulta difícil disfrutar de tu entrenamiento, que normalmente supone una rutina que alivia tu estrés al final de tu jornada laboral. Ya no puedes aguantar más. Agarras tu teléfono móvil y encargas una pizza con pollo a la parrilla para que te la lleven a casa cuando ya hayas llegado a tu hogar. Mientras conduces de vuelta a casa planeas comerte un par de porciones acompañadas de una ensalada, pero en su lugar, acabas devorando una porción tras otra, de modo que estás demasiado lleno para comerte la ensalada. Ése es el poder de la biología.

El término *hambre* se refiere, técnicamente, a la necesidad biológica de comer, pero suele emplearse para describir el mero *deseo* de comer (sin la presencia de señales de hambre). Empleamos la descripción de *hambre biológica* como punto aclaratorio que hace referencia a las señales que se originan porque tu organismo te dice que necesita alimento.

Muchos de nuestros clientes consideran al hambre como el enemigo: algo que combatir o ignorar, o algo a lo que engañar. Al experimentar hambre biológica, la mente de una persona que ha hecho dieta de forma crónica dirá habitualmente: *No lo hagas. No es momento de comer*, o *No puedes tener hambre todavía.* Pero ignorar el hambre y emplear engaños (como beber agua o consumir «alimentos aéreos») hace que el proceso de comer le resulte confuso al organismo. Los «alimentos aéreos» son aquellos que proporcionan volumen pero poca sustancia o energía, como, por ejemplo, las tortitas de arroz o la gelatina sin azúcar. Cuando las normas de tu mente entran en conflicto con la experiencia directa de tu organismo (señales de hambre, sobre las que aprenderás en el apartado de actividades, más adelante en este capítulo), esto mina la confianza en tu cuerpo y da lugar a una mayor confusión. A medida que estas señales de hambre se ven perturbadas, puedes acabar sintiéndote insensible, sin percibir cuál es la sensación de hambre. Si tu hambre se ve silenciada con demasiada frecuencia, puede quedar inactiva, haciendo que te resulte más sencillo comer debido a otras razones, lo que se conoce como *comer en ausencia de hambre.* No es de sorprender que muchos de nuestros clientes digan: «Ya no sé comer».

La privación crónica de comida propia de las dietas supone una agresión traumática sobre el cuerpo y la mente (un trauma nutricional similar a la verdadera inanición) que debe remediarse con una alimentación coherente. Si tú también tienes un historial de escasez de alimento (tanto si es debida a la pobreza o a la falta de cuidados cuando eras niño), hacer dieta y el hecho de negar tu hambre recreará ese trauma. Cada comida puede hacerte sentir como si fuera la última vez que comerás, incluso aunque estés a salvo y cuentes con seguridad económica.

Hacer caso a tu hambre supone un paso clave para sanar tu relación con la comida, pero esto no siempre es fácil. Puede suponer un reto hacer caso a tu hambre si la has estado evitando o si, sencillamente, no le estás prestando atención. Puede que las señales de hambre de tu organismo hayan estado inactivas durante mucho tiempo.

Las actividades de este capítulo te ayudarán a:

- cultivar la conciencia de las señales de tu organismo;
- identificar tus disruptores de la sintonización y soluciones;
- identificar componentes importantes de tus propios cuidados;
- identificar las muy distintas señales del hambre;
- identificar las distintas cualidades del hambre;
- aprender a calificar tu hambre; y
- desarrollar un plan de alimentación, a modo de cuidados de ti mismo, para los momentos en los que no estés experimentando hambre, como cuando estés enfermo o sintiendo mucho estrés.

Conciencia de las señales del organismo: conciencia interoceptiva

Percibir las sensaciones físicas que surgen del interior de tu organismo recibe el nombre de *conciencia interoceptiva* o *interocepción*. La conciencia interoceptiva es una habilidad poderosa e innata que incluye percibir las señales físicas del hambre y la saciedad, los estados fisiológicos como una frecuencia cardíaca elevada o una vejiga llena, y las sensaciones físicas provocadas por las emociones, como la avalancha de calor y nerviosismo cuando sientes pánico. Ésta es la *experiencia directa* de tu cuerpo físico. Estar sintonizado con estas sensaciones te proporciona una importante información sobre tu estado fisiológico y psicológico, lo que puede ayudar a determinar lo que debes hacer para satisfacer tus necesidades.

No es sorprendente que los estudios hayan mostrado que las personas que se alimentan de forma intuitiva tienen una mayor conciencia interoceptiva (Herbert *et al.*, 2013; Tylka, 2006; Tylka y Kroon Van Diest, 2013). La gente que medita también tiene una mayor conciencia interoceptiva. Los principios de la dieta intuitiva cultivan la conciencia interoceptiva o eliminan los obstáculos hacia esa conciencia. Los obstáculos suelen originarse en tu mente en forma de normas, creencias y pensamientos. Puede que, por ejemplo, tengas una norma por la cual no puedas consumir tentempiés y que haga que sientas mucha hambre entre comidas. Eso supone un obstáculo y un conflicto. Tu organismo está biológicamente hambriento, pero tu norma es *no picar entre comidas*. Puede que intentes ignorar o engañar a esa hambre y que te encuentres con que estés todavía más hambriento y desesperado por comer. Estudiaremos este tema en mayor profundidad en este capítulo (en la sección «¡No puede ser que tenga hambre! ¡Acabo de comer! Distinguir entre los pensamientos y las señales de hambre»).

¿Puedes percibir tu ritmo cardíaco?

Una forma en la que los investigadores miden la conciencia interoceptiva de la gente consiste en pedirle que perciba su corazón latiendo (que cuenten sus latidos) sin tocar físicamente su cuerpo para notar su pulso. Esta actividad consistente en tres partes te ayudará a escuchar y a conectar con las sensaciones de tu organismo centrando tu atención en tu ritmo cardíaco. Encuentra un lugar tranquilo en el que estar sentado y sin distracciones para llevar a cabo este experimento.

Parte 1. Calentamiento: monitoriza tu pulso físicamente

Si has participado en actividades físicas, quizás te hayan enseñado a monitorizar tu ritmo cardíaco tomándote el pulso. Toma tu mano derecha y coloca los dedos índice y corazón sobre tu muñeca izquierda y percibe la sensación de tu pulso o latido cardíaco. Es importante tener paciencia. Una vez que puedas sentir tu pulso, cuenta tus latidos durante un minuto. Haz esto un par de veces hasta que te sientas cómodo localizando tu pulso.

Parte 2. Percibe tu ritmo cardíaco

Es imperativo que no haya distracciones cuando lleves a cabo esta actividad. Este ejercicio requiere tranquilidad y paciencia. Coloca tus manos, con las palmas hacia abajo, sobre tus piernas (se trata de un mero lugar en que dejar reposar tus manos). Mientras respiras con normalidad, haz algunas respiraciones relajantes. Cuando te sientas tranquilo y calmado, enfoca tu atención en el latido de tu corazón. Sin encontrar un pulso con las manos, cuenta cada latido en tu cuerpo durante un minuto. Esto te llevará algo de práctica, ya que no todo el mundo puede percibir su latido cardíaco al primer intento.

Parte 3. Reflexión

Tómate un momento para reflexionar sobre las siguientes cuestiones y escribe tus respuestas.

1. ¿Has podido percibir la sensación de tu corazón latiendo? Si es así, pasa a la pregunta número 2. Si no, pasa a la pregunta número 3.

____

____

2. ¿En qué lugar de tu cuerpo has podido percibir el latido de tu corazón? (es posible experimentarlo en muchos lugares distintos, como en tus manos o tu pecho). ¿Has notado el latido de tu corazón en más de una zona de tu cuerpo?

____

____

3. ¿Cómo ha sido tu diálogo interior cuando estabas intentando percibir el latido de tu corazón? ¿Han sido tus pensamientos críticos y severos, o quizás tus pensamientos han sido amables y compasivos?

____

____

El simple hecho de percibir tu propio ritmo cardíaco es una de las muchas formas de practicar la sintonización. Para la gente con insatisfacción con su cuerpo y ansiedad relacionados con la comida, ésta es una nueva forma de conectar con su organismo, ya que consiste, simplemente, en escuchar. Una práctica de meditación es otra forma de conectar con tu cuerpo. En muchas prácticas de meditación tu atención se enfoca, sencillamente, en la experiencia de tu respiración. Al igual que percibir el latido de tu corazón, es una práctica que consiste tan sólo en escuchar a tu cuerpo.

Sugerencia: intenta reservar cinco minutos al día para practicar percibir tu ritmo cardíaco. (Obviamente, estás vivo y tu corazón late. Éste es simplemente un nuevo nivel de escucha que se irá volviendo más fácil con la práctica).

Llegar a conocer las sensaciones físicas de tu cuerpo

Exploremos *en qué lugar* de tu cuerpo experimentas distintos estados físicos o emociones, como el sopor o el estrés, y dónde percibes diferentes señales biológicas, como tener la vejiga llena o sentir sed. En esta sección también exploraremos la cualidad de esas sensaciones físicas. Si, por ejemplo, estás relajado y un poco adormilado, tu somnolencia puede ser una sensación agradable. Si, por otro lado, padeces *jet lag* y estás privado de sueño de forma crónica, puede que la sensación sea desagradable, cuando menos.

Prestar atención a las sensaciones físicas de tu cuerpo de forma regular te ayudará a percibir tus sensaciones de hambre. Escuchar a las distintas sensaciones corporales es una forma de entrenamiento combinado para la conciencia de las señales de tu organismo.

Recuerda que estas sensaciones corporales no son «correctas» o «incorrectas», sino que simplemente son información. Si no estás acostumbrado a conectar con tu cuerpo, haz tu mejor conjetura en la siguiente actividad.

El objetivo de este ejercicio consiste en ayudar a incrementar tu conciencia de las sensaciones físicas que surgen de tus señales biológicas y estados corporales. Completar este ejercicio te llevará algunos días. La columna de la izquierda enumera una serie de señales del organismo y de estados corporales. Reflexiona, en cada caso, sobre en qué lugar de tu cuerpo podrías experimentar una sensación física relacionada con esa señal y escribe una «X» en la columna correspondiente: cabeza, ojos, etc. Por ejemplo, cuando tienes sed puedes sentir esa sensación en tu boca. A continuación, en las tres últimas columnas de la derecha, reflexiona sobre la experiencia en su conjunto: ¿es agradable, desagradable o neutra? Por ejemplo, cuando tienes sed, ¿es la sensación agradable, desagradable o neutra? (El que la sensación sea agradable, desagradable o neutra dependerá de su intensidad. La sed puede ser neutra generalmente, pero será desagradable si es extrema. Para hacer este ejercicio no te preocupes de este detalle: el porqué una señal del organismo provoca una sensación u otra. El sentido de este ejercicio consiste, simplemente, en ayudarte a reconocer tus propias sensaciones).

Llegar a conocer tu cuerpo: sensaciones físicas provocadas por las señales del organismo y los estados del cuerpo

	Cabeza	Ojos	Boca	Cuello o garganta	Hombros	Pecho	Estómago	Vejiga	Piernas	General		
										Agradable	Desagradable	Neutra
Señales del organismo												
Sediento												
Necesidad de orinar												
Hambriento												
Lleno												
Estado del organismo												
Somnoliento												
Intranquilo												
Enfermo o con malestar												
Descansado												
Estrés												

Reflexión sobre la sintonización

1. Cuando, al principio, intentan familiarizarse con distintas sensaciones de su cuerpo, algunas personas tienen dificultades para percibirlas hasta que la experiencia es intensa o desagradable. ¿Ha sido así en tu caso?

____

____

____

2. ¿Has percibido algún patrón o tendencia relativos a tus sensaciones corporales? ¿Te ha sorprendido alguna cosa?

____

____

____

A medida que practiques prestar atención a la sabiduría de tu cuerpo, desarrollarás gradualmente una conciencia agudizada de variedad de sensaciones que te proporcionarán información importante para tu bienestar físico y emocional.

Disruptores de tus propios cuidados y de la sintonización

Un disruptor de la sintonización es cualquier cosa que interfiera con tu capacidad de escuchar y responder a las necesidades de tu organismo a su debido tiempo. Los disruptores incluyen las distracciones, los pensamientos, las normas, las creencias y una falta de tus propios cuidados.

¿Qué haces para cuidar de ti mismo? Es decir: ¿qué haces activamente para satisfacer tus propias necesidades y para gestionar el estrés? Hacemos esta importante pregunta porque puede resultar difícil captar las señales de tu organismo, como el hambre, por no hablar de responder a ellas a su debido tiempo, si llevas un estilo de vida exigente y caótico. Que cuides de ti mismo de forma adecuada supone una base fundamental para la dieta intuitiva. Cuando estás inmerso en el estrés, tanto si se debe a intentar cumplir con unos plazos o a ir detrás de niños con pañales, el sistema de lucha o huida de tu organismo se activa. Tu flujo sanguíneo se ve desviado de tu sistema digestivo y dirigido hacia tus extremidades para ayudarte a huir de tu enemigo o luchar contra él, lo que da como resultado la carencia de señales de hambre. (Biológicamente, emplear energía para digerir el alimento contenido en tu estómago no hará sino ralentizarte si estás intentando dejar atrás a un tigre).

Gracias a la tecnología, la vida parece estar «encendida» las veinticuatro horas del día los siete días de la semana, y es demasiado fácil quedar enganchado haciendo juegos malabares con demasiados proyectos y obligaciones. Si sufres una privación crónica de sueño (tanto si es debida al estrés o simplemente a que te cuesta irte a dormir a la hora que deberías porque estás compartiendo cosas en los medios sociales), esto puede afectar a tu capacidad para captar tus señales de hambre o saciedad. A no ser que pongas límites para proteger tu precioso tiempo y energía, puedes encontrarte exhausto y agotado de forma crónica (extenuado tanto emocional como físicamente).

De forma contraria a la creencia popular, los propios cuidados no consisten simplemente en que te den masajes y darte baños de espuma, aunque es verdad que estas actividades podrían, de hecho, considerarse una forma de cuidar de ti mismo. *Cuidar de ti mismo* (o tus propios cuidados) se define como el proceso cotidiano de atender a tus necesidades físicas y emocionales básicas, que incluyen la definición de tu rutina diaria, tus relaciones y tu entorno, tal y como resulte necesario para promover que cuides de ti mismo (Cook-Cottone, 2015). Incluye un amplio surtido de actividades, como dormir suficiente y satisfacer tus necesidades emocionales, físicas, de relación y espirituales. Estas actividades no deberían considerarse un lujo o una búsqueda egoísta. De hecho, los propios cuidados son tan importantes que la Asociación Psicológica de Estados Unidos los ha incluido como imperativo ético para los psicólogos, de modo que tengan una estabilidad emocional y mental suficiente para poder ayudar a sus pacientes (Barnett *et al.*, 2007).

En esta sección estudiaremos actividades para cuidar de ti mismo y disruptores de la sintonización. Señala, en la siguiente tabla, las afirmaciones que se apliquen en tu caso. Fíjate en que en la mitad superior de cada categoría hay conductas positivas que van en favor de tus propios cuidados, y en la mitad inferior de la tabla tenemos disruptores de la sintonización que van en contra de que te ocupes de tus necesidades. Recuerda que esta tabla no incluye, en modo alguno, todos los aspectos posibles.

Valoración de tus propios cuidados

Comportamientos positivos	Físicos	Emocionales y psicológicos	Relaciones
	❑ Duermo lo suficiente para sentirme descansado y recuperado cuando me despierto. ❑ Me someto a revisiones médicas y dentales regulares. ❑ Me tomo días libres en el trabajo o la escuela cuando estoy enfermo. ❑ Llevo ropa que me gusta y que es cómoda. ❑ Me tomo vacaciones. ❑ Practico actividades físicas con las que disfruto por lo menos cinco veces por semana. ❑ Otros:	❑ Saco tiempo para la autorreflexión. ❑ Soy consciente de mis pensamientos, sin juzgarlos. ❑ Soy consciente de mis sentimientos, sin juzgarlos. ❑ Escribo un diario. ❑ Identifico actividades y lugares reconfortantes y salgo a su búsqueda. ❑ Saco tiempo para relajarme. ❑ Saco tiempo para jugar. ❑ Encuentro cosas que me hacen reír. ❑ Tengo aficiones e intereses fuera del trabajo o la escuela. ❑ Tengo compasión de mí mismo y de los demás. ❑ Busco terapia cuando la necesito. ❑ Otros:	❑ Paso tiempo con gente con la que lo paso bien y que me respalda y apoya. ❑ Tengo alguien en mi vida que me escucha si estoy enfadado o si simplemente necesito hablar (amigos, familia, un terapeuta o clérigo). ❑ Me mantengo en contacto con la gente importante en mi vida. ❑ Saco tiempo para pasarlo con mi familia. ❑ Otros:

	Físicos	Emocionales y psicológicos	Relaciones
Disruptores de la sintonización	❑ Suelo saltarme comidas si voy mal de tiempo. ❑ Veo más de dos horas de televisión al día. ❑ Hago demasiado ejercicio, como, por ejemplo, cuando estoy enfermo o lesionado. ❑ Fumo (o vapeo). ❑ Paso largos períodos de tiempo sin comer. ❑ Como demasiado o muy poco cuando estoy estresado. ❑ Suelo practicar la multitarea mientras como, viendo la televisión, comprobando si tengo correos o leyendo. ❑ Suelo estar privado de sueño. ❑ Bebo una cantidad de alcohol superior a la recomendada (más de dos o tres bebidas por día). ❑ Otros:	❑ Me siento culpable si no soy productivo o no estoy haciendo algo importante. ❑ No sé cómo relajarme. ❑ Me implico en reflexiones severas o críticas. ❑ No me permito percibir mis sentimientos ni llorar. ❑ Lo paso mal gestionando el estrés. ❑ Autosilencio mis pensamientos y sentimientos. ❑ Mi vida parece fuera de control. ❑ Otros:	❑ No me gusta molestar a mis amigos ni a mi familia con mis problemas. ❑ Mi familia no me respalda cuando tengo problemas. ❑ Me preocupa lo que la gente piense de mí. ❑ Me aparto de la gente cuando me siento estresado. ❑ Otros:

	Espirituales	Límites
Comportamientos positivos	❑ Paso tiempo al aire libre. ❑ Saco tiempo para reflexionar. ❑ Busco o participo en una conexión o comunidad espiritual. ❑ Soy consciente de los aspectos no materiales de la vida. ❑ Busco experiencias alucinantes. ❑ Practico meditación. ❑ Rezo. ❑ Leo o estudio libros o artículos inspiradores. ❑ Otros:	❑ Mantengo un plan manejable en el trabajo o la escuela que incluye hacer pausas. ❑ Me tomo descansos de los medios electrónicos, incluyendo mi ordenador, mi teléfono inteligente o la televisión. ❑ Digo «No» a proyectos o responsabilidades extra si estoy sobrecargado de trabajo. ❑ Me marco límites con mi familia y amigos. ❑ Me marco límites con los proyectos de voluntariado. ❑ Me marco límites con el trabajo, como no trabajar mientras estoy de vacaciones. ❑ Me esfuerzo por conseguir el equilibrio entre el trabajo, la familia, la escuela, jugar, las relaciones y el descanso. ❑ Digo lo que pienso cuando otros intentan traspasar mis límites. ❑ Otros:
Disruptores de la sintonización	❑ Estoy atraído principalmente por las cosas materiales. ❑ No me tomo nada de tiempo para reflexionar sobre el significado de mi vida. ❑ Siempre creo que no tengo suficiente. ❑ No tengo en cuenta las cosas en mi vida por las que estoy agradecido. ❑ No considero que, de hecho, tenga un objetivo en esta vida. ❑ Otros:	❑ Lo he pasado mal diciendo «No» a las peticiones de la gente. ❑ Siento la necesidad de hacer felices a los demás. ❑ Me siento egoísta si digo «No» a una petición. ❑ Tiendo a asumir demasiados proyectos y actividades. ❑ Digo «Sí» automáticamente a las peticiones sin reflexionar en mi agenda o mis compromisos anteriores. ❑ Me enorgullece estar muy ocupado. ❑ Otros:

Reflexión sobre los propios cuidados

Usando la información de tu valoración de tus propios cuidados, responde a las siguientes preguntas.

1. ¿Qué tendencias has percibido en tus comportamientos positivos de tus propios cuidados?

____

____

____

2. ¿Cuáles son tus fortalezas en los comportamientos de cuidados propios?

____

____

____

3. ¿Hay alguna categoría de cuidados propios de la que no te hayas estado ocupando recientemente?

____

____

____

4. ¿Qué categorías de los propios cuidados requieren más atención o quizás simplemente constancia?

____

____

____

5. ¿Cuáles han sido los disruptores de tu sintonización?

Prácticas de tus propios cuidados que debes aumentar

Revisa cada una de las categorías de tus propios cuidados resultantes de tu valoración. Describe una o dos estrategias que estés dispuesto a implementar de forma constante para mejorar tus propios cuidados.

Físicas

Ejemplo: «Trabajaré para conseguir dormir lo suficiente yéndome a dormir y apagando las luces a las 22:30 h.».

Emocionales y psicológicas

Ejemplo: «Pasaré treinta minutos relajándome cuando llegue a casa del trabajo».

Límites

Ejemplo: «Declinaré amablemente cualquier nuevo proyecto de voluntariado hasta que finalice el actual en el colegio de mi hijo».

____

____

____

Espirituales

Ejemplo: «Empezaré a meditar, durante diez minutos al día, por la mañana».

____

____

____

Relaciones

Ejemplo: «Contactaré por teléfono con por lo menos uno de mis buenos amigos una vez por semana».

____

____

____

Disruptores de la sintonización que reducir

Revisa cada una de las categorías de los disruptores de la sintonización señalados en tu valoración. Describe uno o dos problemas en los que estés dispuesto a trabajar.

Físicos

Ejemplo: «Suelo comer mientras practico la multitarea. Tomaré por lo menos una comida al día sin distracciones».

____

____

____

Emocionales y psicológicos

Ejemplo: «No sé cómo relajarme. Me permitiré relajarme leyendo algo divertido, no relacionado con el trabajo o la escuela, por lo menos cinco veces por semana».

____

____

____

Límites

Ejemplo: «Digo "Sí" automáticamente a las peticiones sin tener en cuenta mi propia agenda ni compromisos. Practicaré retrasar mi respuesta a las peticiones diciendo algo como: "Tengo que revisar mi agenda. Me pondré en contacto contigo mañana para hacerte saber si puedo ayudarte". Esto me permitirá pensármelo con tranquilidad antes de decir "Sí" o "No"».

____

____

____

Espiritual

Ejemplo: «No sigo ninguna práctica espiritual. Leeré un artículo inspirador cada semana».

____

____

____

Relaciones

Ejemplo: «Con frecuencia me aíslo cuando estoy estresado. Aceptaré por lo menos una invitación por semana para así ser sociable».

____

____

____

Llegar a conocer tu hambre biológica

El hambre biológica puede experimentarse de diversas formas, con distintas sensaciones en diferentes partes de tu cuerpo. Pueden variar de una persona a otra. También existen distintas cualidades con respecto a experimentar el hambre. Si, por ejemplo, tienes demasiada hambre (como cuando estás famélico), la experiencia será generalmente desagradable, pero si estás un poco hambriento con frecuencia será agradable.

Reflexión

Piensa en un momento reciente en el que estuvieras demasiado hambriento. Puede que tuvieras que quedarte hasta tarde en el trabajo o el colegio y que no tuvieras la oportunidad de cenar hasta ocho horas después del almuerzo. ¿Cuál era la intensidad de tu hambre? ¿Cómo fue la cualidad de la experiencia para ti: agradable, desagradable o neutra? ¿En qué parte de tu cuerpo la sentiste?

____

____

____

Conexión entre el hambre, el cuerpo y la mente

Cuando tu cuerpo tiene hambre intenta llamar tu atención de distintas formas: desde cambios de humor y energía hasta unos pensamientos crecientes en la comida. Cuanto más tardes en alimentar a tu cuerpo, más intensas serán estas experiencias. Llegar a conocer tus señales propias del hambre puede parecer frustrante, especialmente si no has experimentado hambre desde hace mucho tiempo (quizás porque hayas estado insensibilizado debido al estrés o porque no te permitas sentir hambre en absoluto). Cuanto más escuches a tu cuerpo, más empezarás a percibir y experimentar los signos más sutiles del hambre.

Recuerda que cada persona es distinta y que no hay una forma correcta o incorrecta de experimentar hambre. Marca aquellas formas que experimentes.

- ❏ Estómago: una variedad de sensaciones que incluyen los murmullos, borborigmos, molestias persistentes y sensación de vacío. Mientras que ésta es una forma común de experimentar hambre, hay mucha gente que no experimenta signos del hambre en su estómago.
- ❏ Garganta y esófago: un dolor leve, molestias continuas.
- ❏ Mente: pensamientos confusos, mareos, cefalea, dificultades para centrarse y concentrarse. Experimentar más pensamientos sobre la comida y comer.
- ❏ Humor: irritabilidad o mal humor. Puede que tengas que trabajar más duro para evitar gruñirle a alguien, incluso aunque no te muestres irritable frente al resto del mundo.

- ❑ Energía: mengua, incluso hasta llegar a la somnolencia. Puede que muestres desidia e incluso apatía a la hora de hacer cualquier cosa.
- ❑ Adormecimiento: aletargamiento general.
- ❑ Otros: ______________________________

Llegar a conocer tu hambre

Para ponerte en contacto con las matrices de tu hambre, es de utilidad comprobarla muchas veces a lo largo del día. Una forma práctica de hacerlo es usando una escala de valoración del 0 al 10, en el que 0 sea un hambre que te provoque dolor y 10 sea una saciedad dolorosa (estar dolorosamente lleno). Muchos investigadores emplean un sistema de valoración como éste al evaluar problemas de hambre y saciedad (lo que se conoce como *escala visual análoga*). Este tipo de evaluación también se usa en el caso del dolor cuando te ingresan en el hospital, ya que, al igual que con el hambre, el dolor es una sensación subjetiva. Ésa es la razón por la cual no hay un número correcto o incorrecto. Éste es un método que simplemente te ayuda a escuchar y a sintonizar con tus señales de hambre. La siguiente tabla te aporta descripciones cualitativas de la escala de 0 a 10 en mayor detalle.

	Calificación	Descripción de las sensaciones de hambre y saciedad	Cualidad general de la sensación		
			Agradable	Desagradable	Neutra
Demasiado hambriento	0	Dolorosamente hambriento. Éste es el hambre primaria, que es muy intensa y apremiante.		X	
	1	Famélico e irritable. Ansioso por comer.		X	
	2	Muy hambriento. Esperando con ganas una sustanciosa comida o tentempié.	X		
Rango normal de consumo de alimento	3	Hambriento y listo para comer, pero sin urgencia. Es un hambre educada.	X		
	4	Sutilmente hambriento, sutilmente vacío.			X
	5	Neutro. Ni hambriento ni lleno.			X
	6	Empezando a sentir una saciedad incipiente.			X
	7	Saciedad agradable. Te sientes satisfecho y contento.	X		
Demasiado lleno	8	Un poco demasiado lleno. Ésta no es una sensación agradable, pero no se ha convertido del todo en una experiencia desagradable.			X
	9	Muy lleno, demasiado lleno. Te sientes incómodo. Como si necesitaras desabrocharte los pantalones o quitarte el cinturón.		X	
	10	Dolorosamente lleno, ahíto. Puede que sientas náuseas.		X	

Reflexión

Revisa la tabla de la Descripción de las sensaciones de hambre y saciedad. Reflexiona sobre tus estados habituales de hambre y responde a las siguientes preguntas lo mejor que sepas y puedas. (No pasa nada si no sabes qué contestar. El siguiente ejercicio te proporcionará muchas oportunidades para practicar).

1. ¿A qué nivel sueles *sentir* las sensaciones de hambre? ¿Quizás de 0, quizás de 2?

____

____

____

2. Para cuando le haces caso a tu hambre, ¿suele tu experiencia con ésta ser agradable, desagradable o neutra?

____

____

____

Escala de descubrimiento del hambre

Para entrar de verdad en sintonía con los matices de tu hambre, necesitarás escucharla y experimentarla repetidamente. No existe ninguna diferencia con el hecho de aprender a tocar un instrumento musical: sin práctica, tu habilidad no mejorará.

Empleando tu Diario en forma de escala del descubrimiento del hambre, que aparece en la siguiente página, haz un seguimiento de la valoración de tu hambre, su calidad y los alimentos consumidos en una comida o tentempié. Intenta ser preciso con la hora a la que comiste, ya que te ayudará a ver cualquier patrón y tendencia en la intensidad de tu hambre entre comidas. Haz esto durante días. (Quizás quieras hacer copias del Diario en forma de escala del descubrimiento del hambre).

En primer lugar, anota la hora y valora tu hambre rodeando el número que mejor refleje tu nivel de hambre antes de consumir tu comida o tentempié (basándote en la escala de descubrimiento del hambre y la saciedad que hemos mostrado, siendo el 0 el hambre primaria y el 10 estar lleno hasta los topes). A continuación, anota la cualidad de tu hambre: ¿es agradable, desagradable o neutra? Marca el recuadro que se aplique en tu caso.

Diario en forma de escala del descubrimiento del hambre

Hora	Nivel de hambre (0-10)	Calidad del hambre			Comida/ alimento consumido	Comentarios
		Agradable	Desagradable	Neutra		

Reflexión sobre la escala del descubrimiento del hambre

Después de que hayas completado el Diario en forma de escala de descubrimiento del hambre durante varios días, responde a las siguientes preguntas.

1. ¿Qué tendencias notas con tu nivel de hambre?

2. ¿A qué nivel te sientes perfectamente bien con la sensación de hambre? ¿Quizás con una puntuación de 2 o 3?

3. ¿Qué patrón de alimentación, con respecto al tiempo, funciona mejor para ti? ¿Puede que te sientas mejor comiendo por lo menos cada entre cuatro a cinco horas, o cada entre dos a tres horas?

4. Si has consumido unas comidas o tentempiés más ligeros, ¿cómo ha afectado esto a la frecuencia de tu hambre? ¿Surge, por ejemplo, tu hambre antes para la siguiente comida o tentempié? ¿Puede que te haga sentir como si siempre estuvieras comiendo?

La alimentación como cuidados propios

Si padeces estrés crónico o una enfermedad, no podrás confiar realmente en las señales del hambre para alimentar a tu organismo de la manera adecuada. Esto también puede darse si eres un atleta sometido a un entrenamiento intenso: el hambre se ve temporalmente mitigada durante un par de horas. Estas situaciones suelen ser temporales, pero, pese a ello, tu cuerpo necesita alimento. Esto es como tener el indicador del nivel de combustible de tu coche estropeado y que marque siempre que el depósito está lleno. Puede que indique que está lleno, pero pese a ello necesitarás repostar. Tu mente racional hace caso omiso del indicador del nivel de combustible. Debes tomar nota de los kilómetros que haces con el coche y repostar cuando sepas que el depósito está bajo. De forma similar, si no experimentas señales de hambre, deberás recurrir a tu pensamiento racional para mantenerte bien nutrido. (Recuerda que la dieta intuitiva es una interacción dinámica entre el instinto, la emoción y el pensamiento racional). Puede que parezca que esto es contrario al protocolo de dieta intuitiva consistente en escuchar a tu cuerpo, pero en situaciones en las que tus señales de hambre están fuera de línea, se trata de un verdadero tipo de cuidados propios en forma de nutrición.

Es de utilidad disponer de un plan de cuidados propios para comer durante estas fases de presión. Si eres un atleta, puede que esto implique consumir varias comidas para cuidar de ti mismo a lo largo del día. Si te encuentras sometido a un estrés crónico, puede que eso implique que deberás hacer esto durante varios días o semanas (o mientras lo necesites). Es mucho más fácil planear con antelación estas situaciones cuando te encuentres bien que esperar hasta estar bajo presión. Aquí tenemos algunas directrices generales:

1. Los alimentos y las comidas que consumas deben ser adecuados en términos de energía para proporcionar sustento a tu organismo.
2. Generalmente es mejor no pasar más de cuatro o cinco horas sin comer. (Ése es el período de tiempo durante el cual puedes mantener tus niveles de azúcar en sangre en valores normales durante las horas de vigilia, dependiendo de cuánto hayas comido y la composición de lo que hayas ingerido en tu comida anterior. Algunas personas, sin embargo, sienten verdaderas señales de hambre al cabo de tres o cuatro horas sin comer).
3. Lo mejor es que lo que planees preparar también sea acorde a tu nivel de energía en ese momento. Si, por ejemplo, estás agotado y exhausto, probablemente no querrás cocinar una comida complicada, incluso aunque disfrutes cocinando.

4. Un patrón general de comidas que funciona consiste en consumir por lo menos tres comidas, además de un tentempié por la mañana y otro por la tarde. (Esto sólo es una sugerencia, y no una obligación).

Mi plan de nutrición para cuidar de mí mismo: nutrición de emergencia

Crea tu propio plan de nutrición de emergencia para cuidar de ti mismo diseñando una lista de lo que podrías comer cuando tus señales de hambre no estén, sencillamente, presentes y tengas pocas ganas de comer. Recuerda que éste no es un plan rígido de comidas, sino simplemente una oportunidad de proporcionar ejemplos de comidas y tentempiés de emergencia con los que podrías disfrutar, o, por lo menos, tolerar, para así nutrir a tu organismo.

1. Piensa en comidas que sean fáciles de preparar (o comprar), que sean apetecibles y que suelan proporcionar sustento a tu organismo durante algunas horas. Anótalas en la columna de las ideas para comidas.
2. A veces, cuando estés increíblemente estresado, consumir una comida puede que te parezca una tarea imposible. En estas situaciones, quizás te sientas mejor ingiriendo unas comidas más pequeñas (o incluso tan sólo tentempiés) con mayor frecuencia a lo largo del día. Piensa en tentempiés o comidas ligeras que te proporcionen sustento durante un par de horas y anótalas en la columna de ideas para tentempiés.

A medida que vayas generando estas ideas, es importante que seas flexible y que te adaptes de la forma en que resulte necesario. No sabrás de verdad si tus ideas funcionan hasta que las pruebes en condiciones reales, cuando tengas pocas ganas de comer; pero poniendo a prueba tus ideas aprenderás qué comidas o tentempiés de emergencia son eficaces para ti.

Ideas para comidas	Ideas para tentempiés

¡No puede ser que tenga hambre! ¡Acabo de comer! Distinguir entre los pensamientos y las señales de hambre

A veces existe confusión acerca de si comer o no, ya que los pensamientos pueden interferir con la experiencia directa de las señales de hambre procedentes de tu organismo. Aquí tenemos una situación cotidiana sobre la que oímos hablar una y otra vez: digamos que has desayunado a las 07:00 h. Una hora más tarde, a las 08:00 h, estás, claramente, biológicamente hambriento. Tu estómago está carcomiéndote y rugiendo. Te sientes vacío y tienes ganas de comer, pero tu primer pensamiento es: «¡No puede ser que tenga hambre!». Y luego intentas distraerte de tu hambre y esperar a que pase hasta la hora del almuerzo. Es comprensible que te sientas perplejo, o incluso molesto, por estar sintiendo hambre tan pronto después de haber consumido una comida. Pese a ello, hay varias razones por las cuales tu cuerpo podría, sencillamente, necesitar más alimento:

- El día anterior tuviste un nivel inusualmente superior de actividad física.
- Comiste bastante menos el día anterior.
- Puede que el desayuno que tomaste a las 07:00 h fuera más bien un tentempié que una comida.

- Simplemente estás teniendo un día en el que te sientes más hambriento.
- Has hecho ejercicio temprano esa mañana, por lo que tu hambre estaba un tanto apagada cuando te sentaste a desayunar, y no has comido lo suficiente.
- Padeces un problema físico, como encontrarte en tu fase premenstrual, lo que hace que tengas más hambre de lo normal.

Hacer caso a tu hambre a su debido tiempo puede resultar, en ocasiones, inoportuno y complicado, pero en realidad no es diferente a tener que ir al baño pese a haber ido hace una hora. En ambos casos, se trata de señales biológicas básicas: la única diferencia es que la gente no suele sentirse culpable ni creer que ha hecho algo malo si necesita ir al baño otra vez. Es, simplemente, algo molesto, pero no un pecado.

Cada vez que sientes hambre biológica y que respondes haciendo caso a esa hambre con alimento, desarrollas confianza y conexión con tu organismo. Cada vez que hagas caso a tu hambre porque tu organismo, aquí y ahora, esté hambriento, obtendrás claridad, y no confusión.

La siguiente actividad te ayudará a estudiar las diferencias entre las señales y los pensamientos de hambre, para así ayudarte a aclarar lo que necesitarías para cuidar de tu cuerpo. Lee, en la hoja de trabajo de la mente, las señales del organismo o tus propios cuidados, cada una de las afirmaciones y luego marca el recuadro adecuado para así indicar qué categoría se adapta mejor a la afirmación. Puede que algunas afirmaciones encajen en más de una categoría, pero cada una de ellas se adaptará mejor a una de ellas:

- La *mente* refleja un pensamiento, opinión o valoración.
- La *señal del organismo* refleja una experiencia directa o sensación procedente de tu organismo.
- Los *propios cuidados* reflejan una acción que se ocupa de tus necesidades, pero que también implica a la mente.

Hoja de trabajo de la mente, las señales del organismo o tus propios cuidados

Afirmación	Categoría		
	Mente	Señal del organismo	Tus propios cuidados
1. No puede ser que tenga hambre: he desayunado hace una hora.			
2. Me merezco comer este alimento porque hoy he ido al gimnasio.			
3. Mi estómago se siente vacío y tengo dificultades para concentrarme. Necesito comer.			
4. Me salto el desayuno, lo que hará que me sienta más hambriento durante el resto del día.			
5. Temo que si me como este tentempié para satisfacer mi hambre, añadirá unas calorías innecesarias.			
6. Hoy no he hecho ejercicio, pero he consumido muchas calorías. Han sido demasiadas calorías teniendo en cuenta que no he hecho ejercicio, pero he estado hambriento todo el día, así que he comido.			
7. No he comido nada desde el desayuno, hace unas seis horas. Por lo tanto, debería comer algo, pese a que no me sienta hambriento.			
8. No sé cuándo llegaremos a casa de mis padres para la cena. Son muchos kilómetros en coche. Será mejor que me lleve un tentempié.			
9. Me siento nervioso por mi conferencia, mi boca está seca y mi estómago revuelto. Así pues, me voy a saltar el desayuno.			
10. No me siento muy hambriento para la cena. Comeré algo ligero pero saciante.			

RESPUESTAS Y EXPLICACIÓN DE LA HOJA DE TRABAJO: ¿MENTE, CUERPO O TUS PROPIOS CUIDADOS?

Afirmación	Categoría		
	Mente	Señal del organismo	Tus propios cuidados
1. No puede ser que tenga hambre: he desayunado hace una hora. *Esto es un pensamiento (mente). ¿Qué está experimentando tu cuerpo físicamente aquí y ahora?*			
2. Me merezco comer este alimento porque hoy he ido al gimnasio. *Esto es un pensamiento (mente). Este pensamiento podría reflejar una recompensa o derecho.*			
3. Mi estómago se siente vacío y tengo dificultades para concentrarme. Necesito comer. *Ésta es una experiencia de tu organismo. La afirmación también es un pensamiento que refleja la necesidad de comer, que también podría consistir en un cuidado propio.*			
4. Me salto el desayuno, lo que hará que me sienta más hambriento durante el resto del día. *Esto es un pensamiento (mente), que además refleja la mentalidad de hacer dieta.*			
5. Temo que si me como este tentempié para satisfacer mi hambre, añadirá unas calorías innecesarias. *Esto es un pensamiento (mente), que además refleja la mentalidad de hacer dieta.*			
6. Hoy no he hecho ejercicio, pero he consumido muchas calorías. Han sido demasiadas calorías teniendo en cuenta que no he hecho ejercicio, pero he estado hambriento todo el día, así que he comido. *Éste es un pensamiento (mente) que refleja la mentalidad de hacer dieta, pero la experiencia directa del organismo es que el hambre se ha visto satisfecho. Éste es un buen ejemplo de un cambio para satisfacer tu hambre en lugar de obedecer al pensamiento sentencioso. Los pensamientos tienden a ir difuminándose gradualmente en lugar de desaparecer de repente.*			

Afirmación	Categoría		
	Mente	Señal del organismo	Tus propios cuidados
7. No sé cuándo llegaremos a casa de mis padres para la cena. Son muchos kilómetros en coche. Será mejor que me lleve un tentempié. *Éste es un pensamiento de cuidados propios.*			
8. Me siento nervioso por mi conferencia, mi boca está seca y mi estómago, revuelto. Así pues, me voy a saltar el desayuno. *Las sensaciones son una experiencia directa del organismo relacionadas con la ansiedad, que enmascara la necesidad biológica de alimento. El acto de cuidados propios consistiría en comer algo que no incrementara las náuseas.*			
9. No me siento muy hambriento para la cena. Comeré algo ligero pero saciante. *Esta pregunta es ambigua en aras de dar pie a la indagación. ¿Cómo podría reflejar esta afirmación la experiencia directa de tu cuerpo? ¿Es hacer planes para comer algo ligero una forma de hacer dieta o de cuidados propios?*			

Reflexión

1. ¿Cómo puedes distinguir entre un pensamiento propio de la mentalidad de hacer dieta y un pensamiento que vaya a servir a tus intereses (un pensamiento que refleje tus propios cuidados)?

___

___

___

2. ¿Cómo puede la conciencia de tus pensamientos, en comparación con el ser consciente de la experiencia directa de las señales de tu organismo, ayudarte a convertirte en una persona que se alimenta de forma intuitiva?

___

___

___

Resumen

Ahora dispones de las prácticas básicas para hacerte consciente de tu hambre y hacerle caso. Recuerda que el conocimiento y la práctica no son lo mismo. Será importante para ti que mantengas una práctica continua de identificar y responder a tu hambre. Puede que a algunas personas les lleve algunas semanas conocer por completo los matices del hambre. En el caso de otras personas, esto puede llevar meses. Cada persona es distinta. No hay ningún horario ni plazo para lograr este principio. Recuerda tener paciencia y sé amable contigo mismo en este proceso. En el siguiente capítulo aprenderás cómo hacer las paces con la comida.

Capítulo 3

Principio número tres

Haz las paces con la comida

Proclama una tregua: acaba con las peleas con la comida. Date permiso incondicional para comer. Si te dices a ti mismo que no puedes o no deberías consumir un alimento concreto, esto puede llevar a tener sentimientos intensos de privación que acabarán convirtiéndose en antojos incontrolables y, con frecuencia, en que te des atracones. Cuando acabas por ceder frente a tu alimento prohibido, comer será algo que experimentarás con tanta intensidad que normalmente dará como resultado que comas en exceso, como si se tratara de tu última cena, y una culpabilidad agobiante.

No puedes hacer las paces con la comida declarándole la guerra a tu cuerpo o a los alimentos que le proporcionas. Prohibirte alimentos concretos puede tener un efecto rebote paradójico que desencadene que comas en exceso. Ya has visto cómo la privación biológica (hambre) puede dar lugar a que comas en exceso, pero también hay otro factor poderoso en juego (los efectos psicológicos de la privación), que avivan asombrosamente el pensamiento obsesivo con respecto a la comida, dando lugar, en último término, a que comas en exceso y que desconectes de tu organismo.

Hacer las paces con la comida es un componente esencial de la dieta intuitiva, que implica consumir los alimentos que desees en sintonía con tus niveles de hambre y saciedad. Es el proceso que consiste en hacer que tus elecciones concernientes a los alimentos sean *emocionalmente* iguales, sin asignarles vergüenza ni reprobaciones, ya estés comiéndote unas gominolas o un trozo de brécol. Tu dignidad permanecerá intacta independientemente de tus lecciones relativas a la comida. ¡No eres una buena o mala persona basándote en lo que comes!

Cuando te das un permiso sincero para comer lo que te guste, esto te permite experimentar de verdad el sabor y el efecto de la comida en tu organismo. Si la comida no está vedada, la amenaza de un tipo de consumo excesivo, como si se tratara de una situación de ahora o nunca, desaparecerá. Cuando ya no sientes que te estás privando de un alimento, esto te proporciona el espacio que necesitas para preguntar: «¿Me gusta realmente el sabor de este alimento? ¿Me gusta la sensación que aporta este alimento a mi cuerpo? ¿Escogería sentirme así de nuevo después de consumir esta comida o tentempié?». Después de todo, esta no será la última vez que comas este alimento, así que, ¿por qué ibas a desear comerlo de una forma que no te hiciera sentir bien o no fuera satisfactoria?

Otro objetivo del permiso incondicional para comer es el de reprimir la reacción negativa a modo de contragolpe como producto de la privación, que aumentará con cada nueva dieta que pruebes y con cada alimento endosado en la lista de cosas que no debes comer. En último término, el principio consiste en valorar tu salud emocional y en eliminar la moralidad de tu alimentación mientras incrementas la flexibilidad de tus elecciones relativas a los alimentos.

En este capítulo estudiaremos brevemente la ciencia y la psicología subyacentes a este principio y lo que significa realmente comer con un permiso incondicional. Las actividades que aparecen aquí te ayudarán a:

- analizar tu disposición a hacer las paces con el hecho de consumir cualquier alimento;
- aprender a generar un entorno seguro para hacer las paces con la comida;
- practicar cómo escoger un alimento concreto para experimentar; y
- aprender cómo valorar y contactar con la experiencia de comer.

Por qué es vital el permiso incondicional para comer: la trampa de la privación

En cualquier ocasión en la que te veas privado de algo que te guste o necesites, empezarás a anhelarlo, ya se trate del ansia por darte una ducha después de haber pasado unos días de acampada o del antojo de fruta y verduras frescas mientras estés viajando por un país en vías de desarrollo. El efecto de la privación es profundo en las personas que hacen dieta.

Para controlar su consumo de alimento, las personas que hacen dieta de forma crónica acatan normas rígidas que dictan lo que pueden comer y lo que no, teniendo poco en cuenta cómo experimentan el hambre, la saciedad y la satisfacción. Como consecuencia de ello, las personas que hacen dieta de forma crónica viven en su mente y cuestionan las necesidades de su organismo. Al cabo de un tiempo, la conciencia interoceptiva (la capacidad de percibir las sensaciones físicas que surgen del cuerpo) queda inactiva. Comer y beber de acuerdo con las normas parece funcionar bien hasta que algo se tuerce. Ese algo podría ser un evento, una emoción, un pensamiento, un antojo o simple hambre que desencadene la violación de una norma sagrada relacionada con la comida. Un simple bocado del alimento equivocado en el momento incorrecto y la suerte está echada. Adiós a las reglas relativas a la comida. Toda limitación se incumple y ello da como resultado un festín de todo o nada: mañana será otro día y los alimentos prohibidos volverán a estar vedados una vez más. Mejor darse prisa y comérselo ahora, antes de que cambies de opinión. Incluso vemos este fenómeno en gente que se está preparando para *empezar* una dieta. Aquí tenemos una breve ojeada a los fascinantes factores que motivan este patrón del todo o nada a la hora de comer en el que la restricción alimentaria contribuye a un consumo excesivo.

La teoría de la restricción dietética

La teoría de la restricción dietética describe lo que sucede cuando las personas quisquillosas que se someten a una dieta se la saltan o transgreden sus normas alimentarias. Los investigadores canadienses Janet Polivy y C. Peter Herman lideraron la teoría de la restricción basándose en la observación de un patrón de alimentación predecible entre las personas que hacían dieta. Sus investigaciones suponen una influencia clave en el modelo de la dieta intuitiva (Tribole y Resch, 1995, 2012).

El efecto del «¡qué demonios!»

Las personas que hacen dieta tienden a valorar sus éxitos o fracasos relativos a la comida en términos del día corriente. El éxito requiere pasar el día sin alterar la dieta. Incluso el mero hecho de pensar que has echado a perder tu dieta es suficiente para desencadenar el consumo de más comida, independientemente de tus niveles de hambre o saciedad. Describieron, de manera acertada, este ciclo de restricción y consumo excesivo como el *efecto del «¡qué demonios!»* (Herman y Polivy, 1984).

Percepción

Las personas que restringen su consumo de alimento es probable que coman en exceso incluso aunque sólo hayan *percibido* que han violado una de sus normas alimentarias. Muchas personas que hacen dieta tienen reglas acerca de no consumir alimentos muy calóricos, por lo que los investigadores organizaron un taimado estudio de catas. Se les dijo a las personas que hacían dieta que iban a probar un alimento rico en calorías (cuando de hecho no lo era). La mera percepción de estar echando a perder su dieta fue suficiente para desencadenar un consumo excesivo de alimento (Urbszat, Herman y Polivy, 2002).

Anticipación de la restricción alimentaria

Un estudio llevado a cabo con amantes del chocolate averiguó que cuando se imponía una restricción al chocolate durante tres semanas, esto desencadenaba un incremento de su consumo antes y después del período de restricción (Keeler, Mattes y Tan, 2015). Para muchas personas que hacen dieta, la mera anticipación de iniciar una nueva dieta es suficiente para desencadenar un consumo excesivo de alimento: una especie de festín para despedirse de la comida.

Como consecuencia de ello, las personas sometidas a restricciones alimentarias no acaban, en realidad, consumiendo menos alimento en general. Los investigadores sugieren que una gran puntuación de restricción alimentaria (que significaría un gran nivel de limitación a la hora de comer) parece reflejar de forma más precisa una culpabilidad relacionada con la comida que el alimento realmente consumido (de Witt Huberts, Evers y de Ridder, 2013).

La ironía de la supresión imaginada

Un gran corpus de investigación indica que la supresión imaginada es ineficaz. Además, puede ser contraproducente, ayudando a asegurar el mismísimo estado de ánimo que se habría esperado evitar (Wenzlaff y Wegner, 2000). Imagina que te dijeran: «No pienses en un oso blanco». Éste es un ejemplo de la supresión del pensamiento. Inténtalo: cierra los ojos durante un minuto e intenta no pensar en un oso blanco. ¿Qué has descubierto?

De forma similar, en un estudio trascendental, los investigadores pidieron a la gente que pensara en voz alta, en forma de un monólogo interior, mientras intentaba no pensar en un oso blanco (Wegner *et al.*, 1987). Esta inocua instrucción desencadenó un efecto rebote y el oso fue mencionado por lo menos una vez por minuto. Además, el grupo que no debía pensar en un oso blanco tuvo más pensamientos sobre este peludo mamífero nórdico que el grupo de comparación, al que se le había dado la orden contraria: pensar en un oso blanco. De forma similar, las investigaciones han mostrado que intentar suprimir los pensamientos relacionados con la comida no sólo hace que éstos aumenten, sino que también pueden incrementar el comportamiento de alimentación (Barnes y Tantleff-Dunn, 2010).

El fenómeno de la fruta prohibida

No consumas el alimento vedado. La seducción de un alimento prohibido también se ve aumentada en las personas que no hacen dieta. En un inteligente diseño de un estudio, se le dijo a un grupo de niños que no se podían comer las golosinas de color rojo, pero que podían comer tantas de las amarillas como quisiesen (eran la misma golosina, sólo variaba su color). ¿Adivinas qué golosinas obtuvieron la mayor atención y consumo? Sí, las rojas (Jansen, Mulkens y Jansen, 2007). Un estudio similar averiguó que cuando a los niños no se les permitía comer fruta *o* dulces, esto daba lugar a un incremento en el consumo de ambos alimentos (Jansen *et al.*, 2008).

Un corpus de investigación llevada a cabo en niños ha mostrado que cuanto más restringía un padre los alimentos a sus hijos, más generaba esto un efecto rebote, lo que hacía que un niño consumiera más del alimento prohibido y que se desconectarse más de su organismo. Esto da lugar a comer en ausencia de hambre y a comer en exceso. Es más probable que ese niño crezca corriendo un mayor riesgo de comer por razones relacionadas con las emociones y que tenga un mayor IMC, especialmente en el caso de las mujeres (Galloway, Farrow y Martz, 2010).

Inventario: ¿qué alimentos te prohíbes o restringes actualmente?

La intención de esta actividad es ayudarte a imaginar claramente el impacto de tener alimentos prohibidos o restringidos. Empleando la hoja de trabajo que aparece a continuación, anota los alimentos que tienes actualmente vedados. Esta hoja de trabajo está organizada según la categoría de los alimentos para ayudarte a ejercitar tu memoria.

Categoría	Alimento		
Cereales			
Frutas			
Dulces y postres			
Alimentos procesados			
Grasas y alimentos grasos			
Alimentos ricos en calorías			
Otros			

Reflexión: tu inventario de alimentos prohibidos

Revisa tu lista y piensa en la última vez que consumiste alguno de esos alimentos.

1. Describe tus pensamientos y tu comportamiento con respecto a la comida cuando decides consumir uno de tus alimentos prohibidos.

____

____

2. Mientras estás consumiendo tu alimento prohibido, ¿estás conectado con el sabor y tus sensaciones corporales de saciedad incipiente, o describirías ese consumo como desconectado de ellos y quizás acuciante?

____

____

3. ¿Cómo afecta consumir uno de tus alimentos prohibidos a:

    A. Tu consumo de alimento durante el resto del día?

____

____

    B. Tu humor?

____

____

    C. Cómo te sientes contigo mismo?

____

____

Habituación: la familiaridad y la exposición dan lugar a la cotidianeidad

Los alimentos prohibidos siguen siendo excitantes y novedosos para las personas que hacen dieta porque no están sujetos al efecto de la habituación. La habituación explica lo que sucede cuando estás expuesto continuamente al mismo estímulo (ya se trate de un coche, una relación o la comida). Su novedad empieza a desvanecerse. Por ejemplo, la primera vez que escuchas cómo tu pareja te dice: «Te quiero», es algo bastante emocionante, pero diez años después, oír el mismo «Te quiero» de la misma persona no es tan emocionante, pese a resultar encantador.

En el caso de la comida, la habituación es la razón por la cual las sobras resultan menos apetecibles con el tiempo, aunque sean de tu comida favorita. Cuanto más consumas el mismo alimento, menos atracción te provocará. No es más que comida. Seguro que sigue teniendo buen sabor, pero ya no te supone gran cosa. Varios estudios han demostrado el efecto de habituación con muchos alimentos distintos, incluyendo la pizza, el chocolate y las patatas fritas (Epstein *et al.*, 2009).

Hacer dieta dificulta el efecto de habituación

El problema para la gente que hace dieta de forma crónica es que las normas relativas a los alimentos prohibidos evitan la respuesta de habituación. En su lugar, se da un círculo vicioso con cada dieta: la dieta empieza con una restricción alimentaria, seguida de la violación de esa restricción y el consumo de alimentos vedados, lo que desencadena sentimientos de culpabilidad y la falta de control con respecto al consumo de esos alimentos. Esa culpabilidad y consumo incontrolado proporcionan una falsa prueba de que son necesarias más normas para limitar el consumo. ¡Y de vuelta a otra dieta! (*véase* la Ilustración 3.1). El efecto de habituación y restricción, en combinación con el fenómeno de la fruta prohibida, genera las condiciones para una tormenta perfecta de *consumo excesivo* de alimentos prohibidos. No es de sorprender que un creciente corpus de investigación muestre que cuanta más dieta haga alguien, más probable es que se dé atracones (Holmes *et al.*, 2014).

Hay otros dos factores clave que pueden interferir con el efecto de habituación: la distracción y el estrés. Esto supone un doble revés para las personas que hacen dieta. El propio hecho de hacer dieta incrementa la respuesta de estrés, lo que hace que el organismo produzca una mayor cantidad de la hormona del estrés: el cortisol (Tomiyama *et al.*, 2010). Comer mientras se está distraído interrumpe la habituación a las cualidades gratificantes de consumir un alimento concreto (Robinson *et al.*, 2013), lo que significa que haría falta una mayor cantidad de alimento para sentirse satisfecho. Esto supone otra razón por la cual es tan importante comer sin distracciones con tanta frecuencia como te resulte posible.

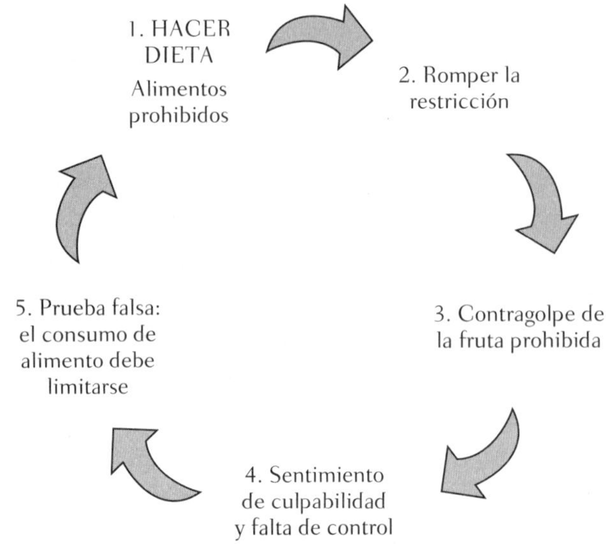

Ilustración 3.1. Hacer dieta impide la habituación.

Reflexión: tu historial de consumos de «últimas cenas»

Acabas de leer sobre el poderoso impacto de la privación, la restricción dietética y la habituación: ahora examinemos su impacto sobre tu propio historial con las dietas. Puede que sea de utilidad reflexionar sobre las respuestas de tu Hoja de trabajo de tu historial con las dietas del capítulo 1.

1. ¿Con qué frecuencia te implicas en un «festín de despedida de la comida» para prepararte para iniciar una nueva dieta o una rutina de depuración?: ¿rara vez, en ocasiones o frecuentemente? Describe este ritual.

____

____

2. Si has percibido que has echado a perder tu dieta, ¿qué conductas desencadenaría eso?: ¿comer en exceso, no tener en cuenta lo que comes durante el resto del día o alguna otra cosa? Descríbelo.

____

____

3. Si has finalizado tu dieta o programa de alimentación, ¿con qué probabilidad estarás conectado a las sensaciones físicas del hambre y la saciedad? Descríbelo.

____

____

Los miedos que te contienen

A pesar de las persuasivas investigaciones, la idea de consumir un alimento prohibido puede parecer una propuesta amenazadora; pero hacer las paces con la comida es un principio clave para mejorar tu relación con ella. Si crees que no debes consumir cierto alimento en absoluto, ¿por qué deberías dejar de comerlo una vez que hayas roto la norma? En su lugar, comer se convierte en algo amedrentador, en una batalla de tira y afloja con una irritante ansiedad crónica cada vez que comes, especialmente cuando los alimentos prohibidos abundan a tu alrededor. No hay paz. No hay libertad. Echemos un vistazo más detallado a algunos posibles miedos.

¿Cuáles son tus miedos?

Aquí tenemos una lista de algunos miedos frecuentes que pueden hacer que te sientas reacio a darte permiso para consumir alimentos vedados. Señala las afirmaciones que se apliquen en tu caso.

Sí	Afirmación
	1. Una vez que empiezo a comer un alimento prohibido no puedo parar.
	2. Lo he intentado antes, pero no funcionó.
	3. Soy incapaz de comer sano.
	4. Creo que soy adicto a mis alimentos prohibidos.
	5. No confío en mí mismo en lo tocante a la comida.
	6. Mis amigos o mi familia critican mis elecciones con respecto a la comida.
	7. No merezco consumir estos alimentos hasta que pierda peso.
	8. Otros.

Reflexión: los miedos relativos a consumir alimentos prohibidos

Mientras reflexionas sobre las afirmaciones anteriores y tus respuestas, es importante que mantengas una perspectiva autocompasiva. Esta actividad consiste en el descubrimiento y el aprendizaje, y no en un ejercicio para que tú mismo te cargues de reproches.

1. «No puedo dejar de comer un alimento concreto». Éste es un miedo habitual expresado por las personas que hacen dieta, lo que refleja privación y una falta de habituación. Sin experiencia relativa a la habituación, los alimentos como el chocolate siguen siendo excitantes y abrumadores. Hacer las paces con la comida consiste en experimentar habituación. Es comprensible que, si no has experimentado la cotidianeidad de un alimento favorito, seas reacio a consumirlo. Cuando sepas que un alimento ya no está prohibido, descubrirás que cuando comas más allá del límite de la satisfacción, el sabor agradable de la comida disminuye y que las molestias físicas fruto de comer demasiado se harán evidentes. Llegarás a reconocer que comer tus alimentos favoritos en exceso ya no vale la pena. ¿Qué crees que pasaría si consumieras tu alimento vedado cada día, en cada comida? ¿Sería ésa una experiencia cotidiana satisfactoria?

____

____

2. «He intentado comer alimentos prohibidos antes, pero no funcionó». Puede que te hayas permitido, desde el punto de vista conductual, la libertad de consumir alimentos prohibidos, ¿pero tenías *de verdad* un permiso incondicional para comer? Reflexiona acerca de un momento reciente en el que te permitieras consumir un alimento vedado y describe la experiencia. ¿Te impusiste alguna condición para permitirte comer el aliento prohibido?

____

____

Esta es una pregunta difícil para mucha gente. Mientras lees el ejemplo que aparece a continuación, conecta tranquilamente con las afirmaciones para ver si pueden ser ciertas en tu caso.

Puede que te otorgases un seudopermiso; es decir, que te impusieses condiciones sobre cuánto podías comer como, por ejemplo: «Puedo comer sólo una galleta, pero sólo si mi peso es correcto». O quizás hiciste un trato para compensar por el consumo de un alimento vedado: «Puedo comerme esta porción de pastel si corro ocho kilómetros o si como menos en la siguiente comida». Este trato compensatorio impone una condición sobre tu alimentación para así hacerla aceptable.

O puede que te encontraras inmerso en la forma de comer del «lo que sea» o del «¡qué demonios!». En este caso, estarás comiendo el alimento prohibido desde el punto de vista comportamental, pero esto no supone un permiso incondicional para consumirlo. En su lugar, refleja una alimentación negativa («Simplemente me lo comeré», «Tengo que eliminarlo de mi organismo») en la que, en último término, la intención es la de volver a asumir el control, con unas normas más estrictas con respecto a la alimentación.

3. «Soy incapaz de comer sano». Comer sano te hace sentir bien, pero cuando crees que tu oportunidad para consumir un alimento prohibido es una cuestión de ahora o nunca, en ese momento la prioridad por la salud es efímera y hace que sea más probable que comas sin tener hambre. Si haces las paces con un alimento prohibido ya no lo comerás en exceso ni sentirás ansiedad con respecto a su consumo. Como te has dado permiso para comer una galleta, no te verás cargado de culpa. Como consecuencia de ello, *saborearás* la galleta de verdad por primera vez, y quizás descubras que no es muy sabrosa (es muy bonita, pero no tiene mucho sabor) y decidas no comértela, o quizás te encuentres con que es absolutamente deliciosa y que sólo sean necesarios uno o dos bocados para satisfacerte. Pero atención: mientras estés familiarizándote con la dieta intuitiva y adquiriendo confianza en tus capacidades, recuerda que si te centras en la alimentación nutritiva demasiado pronto, probablemente adoptarás la nutrición como otro conjunto de normas propias de una dieta. Por el momento aplaza comer de forma sana. Nos concentraremos en eso más adelante, después de que te hayas convertido en una persona que se alimente de forma intuitiva.

   Piensa en cómo buscar una relación saludable con la comida podría, en último término, mejorar tu salud (incluso aunque implique permitirte consumir un alimento vedado).

   ____

   ____

4. «Soy adicto a la comida». Hacer dieta es la puerta de entrada que hace que los alimentos prohibidos sean incluso más tentadores y que sea más difícil dejar de consumirlos. Las restricciones alimentarias y el hambre incrementan el valor gratificante de la comida, pero eso no es adicción, sino más bien una reacción compensatoria frente a la privación (un efecto rebote) y una respuesta

biológica para sobrevivir. (*Véase* el recuadro que aparece más adelante en este capítulo titulado «¿Qué pasa si crees que eres adicto a la comida?»). ¿Hay alimentos que no te sientas cómodo consumiendo, cosas que quizás te parezcan un tanto amenazadoras, pero que, pese a ello, parezcan tener, para ti, una cualidad de no poder dejar de comerlos? Haz aquí una lista de esos alimentos y piensa, en primer lugar, en empezar a hacer las paces con ellos.

____

____

5. «No confío en mí cuando hay comida a mi alrededor». Recuerda que hacer dieta mina la confianza en ti mismo y la conexión con tu organismo. Es hacer dieta lo que te ha fallado y ha perpetuado la mentalidad del festín y la hambruna. Lleva tiempo cultivar la confianza, pero ésta aumentará cada vez que hagas caso a tu hambre y te ocupes de tus necesidades básicas. Tu organismo ha sobrevivido a un trauma nutricional y tus células necesitan saber que serán alimentadas y cuidadas, lo que implicará repetición y constancia.

____

____

¿Ha habido alguna vez en tu vida en la que comer no supusiera un problema? Piensa en tu conducta alimentaria antes de empezar a hacer dieta. Por otro lado, si te hubieran puesto a dieta a una tierna edad, con tus bienintencionados padres monitorizando cada porción de comida que te llevabas a la boca, quizás internalizarás un mensaje potente de que no se podía confiar en ti en lo tocante a la comida. En esa situación resultaría comprensible que sintieras que no puedes confiar en ti mismo en lo relativo a la comida. Podrías estar aprendiendo de verdad a comer y a responder a las señales internas de tu organismo por primera vez en tu vida. Si esto es lo que se aplica en tu caso, ¿qué frase tranquilizadora o compasiva puedes decirte a ti mismo?

____

____

6. «Mis amigos o mi familia critican mis elecciones relativas a la comida». Nadie puede conocer tus pensamientos, sentimientos, experiencias, hambre y nivel de saciedad, y mucho menos qué alimentos te satisfarán. Sólo tú lo sabes. El proceso de convertirte en una persona que se alimenta de forma intuitiva es un viaje interior, un esfuerzo a solas, e incluso los comentarios y las críticas bienintencionadas procedentes de otras personas no serán de utilidad para esta conexión. No tienen por qué comprender el proceso, pero es importante que respeten tu viaje. Puede que sea de utilidad marcar unos límites o pedir apoyo a tus amigos y tu familia. Describe los que le dirías a tus familiares y amigos interesados si hacen comentarios sobre tus elecciones relativas a la comida.

7. «Necesito perder peso primero». Este pensamiento refleja la mentalidad de la dieta. Recuerda que centrarte en la pérdida de peso y en hacer dieta se encuentran en la raíz del problema. La dieta intuitiva consiste en sanar tu relación con la comida, la mente y el cuerpo, lo que podría dar como resultado, o no, la pérdida de peso. Centrarse en la pérdida de peso no hará sino prolongar el problema, y no ayudará a solucionarlo. Describe lo que podrías decirte para mantener el foco puesto en convertirte en una persona que se alimente de forma intuitiva.

¿Qué pasa si crees que eres adicto a la comida?

¿Puedes, de verdad, ser adicto a la comida? Esa pregunta es similar a preguntar si puedes ser adicto a respirar. Tanto comer como respirar son básicos para la vida. Pese a ello, prevalece la creencia de que la adicción a la comida es un problema posible. El problema real es que el concepto de la adicción a la comida es, en el mejor de los casos, controvertido, y puede dificultar el avance a la hora de identificar las causas prevenibles de comer en exceso, como, por ejemplo, hacer dieta (Long, Blundell y Finlayson, 2015). Hay muchas razones, aparte de la adicción, por las cuales la comida puede parecer irresistible y cautivadora.

Se supone que la comida debe ser gratificante. La comida es necesaria para nuestra supervivencia. Ésa es la razón por la cual, si has estado haciendo dieta o ayunando para una intervención médica, es probable que tengas más pensamientos y antojos de comida. El ayuno desencadena que el cerebro incremente los niveles de dopamina, que es la neurohormona que causa la felicidad. Un estudio reciente de escaneo del cerebro de adolescentes que hacían dieta mostró que la privación calórica aguda y prolongada incrementa el valor de recompensa de la comida, y especialmente de los alimentos ricos en calorías y sabrosos (Stice, Burger y Yokum, 2013).

El ayuno da lugar a ratas adictas al azúcar. Un estudio trascendental llevado a cabo en la Universidad de Princeton generó interés por el concepto de la adicción a la comida. Los investigadores indujeron a las ratas a darse atracones de azúcar privándolas de alimento durante doce horas, lo que se veía seguido de un período de doce horas de acceso a azúcar y a pienso para ratas. Ese diseño es un detalle muy importante que rara vez se reporta. La *única* forma en la que los investigadores pudieron conseguir este efecto de «adicción» fue haciendo ayunar a las ratas durante doce horas. Otro grupo de ratas se vio sometido a las mismas condiciones con respecto a la dieta (pienso y azúcar), pero no se las hizo pasar por un período de ayuno y tuvieron pleno acceso a su pienso. Estas ratas no sometidas a ayuno no se dieron atracones de azúcar (Carr, 2011). Los encabezados de este estudio deberían haber dicho: «La restricción alimentaria provoca atracones de azúcar».

Por el simple hecho de que alguien emplee el término «adicción a la comida», eso no significa que sea una realidad. Piensa, por ejemplo, en el Cuestionario de Adicción a la Comida de Yale (CACY). Una herramienta de valoración de una universidad importante es una prueba de que la adicción a la comida existe, ¿verdad?: No. Long, Blundell y Finlayson (2015) la criticaron por ser un razonamiento circular (una falacia lógica) que funciona de la siguiente forma:

Pregunta: ¿Por qué es esta persona adicta a la comida?
Respuesta: Debido a una alta puntuación en el CACY.
Pregunta: ¿Por qué tiene esta persona una alta puntuación en el CACY?
Respuesta: Porque es adicta a la comida.

Cuando echas un vistazo más detallado al CACY, las preguntas reflejarían, de hecho, las consecuencias de la restricción alimentaria y de hacer dieta. Cuando el cuestionario se creó y validó, los investigadores no controlaban el hecho de hacer dieta, que supone un gran factor de confusión (Gearhardt, Corbin y Brownell, 2009). De hecho, una gran mayoría de los estudios sobre la adicción a la comida no controla el historial de dietas.

Condicionamiento aprendido, y no adicción. Comer palomitas de maíz en el cine o cacahuetes durante un partido de béisbol son ejemplos comunes de condicionamiento aprendido. El doctor Pavlov es famoso por haber hecho que sus perros salivasen por el mero hecho de hacer sonar una campana. Consiguió esto dando a los perros un premio (comida) cada vez que hacía sonar la campana. Después de una exposición repetida, el simple hecho de oír la campana era suficiente para que los perros babeasen. Pero ese estudio tuvo una gran continuación que no es tan bien conocida. Pavlov descondicionó a los perros haciendo sonar la campana, pero no dándoles premios. Lo hizo repetidamente. Como consecuencia de ello, los perros desconectaron el sonido de la campana con el hecho de recibir premios. Ya no hubo más salivación anticipatoria.

Por último, cuando las personas que comían de forma compulsiva consumían alimentos prohibidos como parte de su tratamiento, sus atracones se reducían notablemente (Kristeller y Wolever, 2011). La teoría de la adicción a la comida hubiera predicho lo contrario.

¿Estás preparado para hacer las paces con la comida?

El objetivo de las siguientes preguntas es ayudarte a valorar tu disposición para probar nuevas experiencias y retos con la comida. Recuerda que éste no es un examen que puedas aprobar o suspender. En su lugar, sirve para ayudarte a captar una idea de tu disposición a atreverte a tener nuevas experiencias con la comida.

Sí	No	
		1. Dispongo de un entorno en el que puedo comer sin prisas ni distracciones.
		2. Puedo identificar puntos clave débiles, como estar demasiado hambriento, estresado, cansado, etc.
		3. Puedo identificar claramente mis señales biológicas de hambre, que van desde estar vorazmente vacío hasta experimentar un hambre agradable y leve.
		4. Puedo identificar claramente mis señales biológicas de saciedad, que van desde una leve saciedad hasta estar dolorosamente lleno.
		5. Puedo distinguir entre las sensaciones desagradables de culpabilidad frente a la incómoda sensación de sentirme demasiado lleno.
		6. Puedo hacer frente a mis sentimientos sin recurrir a la comida.
		7. Puedo distinguir entre estar suficientemente hambriento para una comida o necesitar tan sólo un tentempié.
		8. Puedo experimentar una satisfacción placentera al consumir una comida.
		9. Puedo tolerar la desagradable sensación de estar demasiado lleno por comer sin saltarme una comida o hacer más ejercicio.
		10. Mis elecciones de alimentos no se ven afectadas por las opiniones de los demás.

Reflexión: tu disposición a hacer las paces con la comida

Si has contestado afirmativamente a la mayoría de las preguntas anteriores, esto indica que estás preparado para proceder con el proceso de paz. Ten presente que puede que todavía no te sientas preparado, incluso aunque hayas contestado afirmativamente. No pasa nada. Algunas de estas afirmaciones reflejan principios de la dieta intuitiva que se abordarán en capítulos posteriores. Es comprensible que puedas no sentirte preparado llegado a este punto. Si todavía no has leído *La dieta intuitiva: un libro de recuperación para el seguidor crónico de dietas: vuelva a descubrir el placer de comer y recupere la línea* (Tribole y Resch, 2012), hacerlo te ayudaría a comprender el proceso y a estar mejor preparado para abordar este asunto. Puede que también encuentres de ayuda leer el resto de este manual para saber cómo están interconectadas las prácticas.

Si has contestado negativamente a la mayoría de las preguntas, o si no te sientes preparado para avanzar, es importante progresar a un ritmo que te resulte cómodo. Si, por ejemplo, comes debido a razones emocionales, podrías querer centrarte en ese aspecto en primer lugar (*véase* el capítulo 7, «Haz frente a tus sentimientos sin emplear la comida»). Si estás teniendo dificultades con tus propios cuidados (capítulo 2), puede que necesites más tiempo para que esa base quede claramente asentada. Ten claro que con un poco más de práctica alcanzarás las habilidades necesarias.

Recuerda que no es necesario que completes o domines los principios de la dieta intuitiva en un orden concreto. Debes hacer lo que resulte adecuado para ti y tu situación. Puede que algunos lectores encuentren algunos principios más fáciles que otros, y es posible que algunos necesiten trabajar más lenta y cuidadosamente a lo largo de algunos capítulos. Si después de que hayas acabado este libro sigues sintiendo que necesitas ayuda, debes saber que hay profesionales de la salud especializados en la dieta intuitiva (*véase* el directorio de asesores diplomados en la dieta intuitiva en la lista de recursos que aparece al final de este libro).

Habituación sistemática: haz las paces con la comida

El objetivo de la autorización incondicional para comer no consiste en renunciar a la comida de modo que no desees volver a comer (eso es, de hecho, una forma de privación), sino que, más bien, la meta consiste en eliminar la excitación propia del síndrome de la fruta prohibida mediante la habituación sistemática. Hacer las paces con la comida es, de hecho, una forma de terapia de exposición, que implica enfrentarse sistemáticamente a un miedo (en este caso la comida) de modo que las creencias erróneas sobre su peligro se vean repudiadas (Harned *et al.*, 2014).

Hay muchas formas de hacer las paces con la comida, pero todo irá más fluido si aprovechamos lo que hemos aprendido de las investigaciones sobre la habituación. Sabemos, por ejemplo, que la novedad, la variedad y la distracción retrasan el proceso de habituación. Por lo tanto, es de ayuda comer sin distracciones y escoger el mismo alimento y el mismo sabor antes de pasar a otro alimento. Si, por ejemplo, quisieses hacer las paces con el helado, es mejor comprar un sabor que comprar variedad de sabores. Cambiar de sabor (o incluso de marca) hace que el período de novedad se prolongue: es casi como empezar de cero con cada nuevo sabor pese a tratarse del mismo tipo de alimento.

Probablemente tendrás que repetir este proceso varias veces con el mismo alimento, además de con distintos alimentos prohibidos. Esto no es una carrera, y es importante que avances a un ritmo que te resulte cómodo. Ten, además, la seguridad de que no será necesario que te comas todo el alfabeto, probando todos y cada uno de los alimentos vedados. En su lugar, después de muchas experiencias consumiendo algunos alimentos prohibidos, habrá un cambio: sabrás, de verdad, que podrás comer cualquier alimento que desees. Llegados a este punto no serán necesarias más pruebas ni experimentaciones. Esto dependerá de la cronicidad de tus experiencias haciendo dieta, que es distinta para cada persona, pero todos pueden conseguirlo. Es importante tener paciencia y compasión contigo mismo en este proceso.

Organízate: prepárate para sacar el mayor partido posible a tu experiencia

Completa el siguiente cuestionario para que te ayude a prepararte para hacer las paces con la comida de forma sistemática.

Preparación

Escoge un momento en el que no sea probable que estés demasiado hambriento (como, por ejemplo, una hora después de una comida):

____

Elige un alimento concreto (piensa en la marca y el sabor):

____

Decide dónde consumirás el alimento:

❑ Tu hogar ❑ Fuera de casa ❑ La cocina ❑ El comedor ❑ Otros: ____________

¿Qué necesitas para sentirte seguro consumiendo un alimento prohibido? ¿Quizás un día con poco estrés en un entorno tranquilo? ¿Quizás el apoyo de tu compañero de piso, tu familia o amigos?

____

Comprobaciones durante el proceso

Es importante que permanezcas conectado a tus experiencias durante el proceso de hacer las paces. Aquí tenemos algunas cosas en las que pensar.

Antes: anota lo que sientas antes de iniciar tu experiencia con la comida (¿emoción?, ¿temor?, ¿preocupación?, ¿curiosidad?)

____

____

Durante: ¿cómo es el sabor? ¿Y la textura? ¿Están el sabor y la textura cumpliendo con tus expectativas?

____

____

Después: ¿cualquier sorpresa? ¿Ha satisfecho, en líneas generales, tus expectativas la experiencia de consumir este alimento? ¿Harías algo de forma distinta?

____

____

Tabla de hitos

El objetivo de esta tabla es el de ayudarte a seguirle la pista de un vistazo a tus progresos de hacer las paces con la comida. Emplea esta tabla para registrar cualquier hito en el que te dieras permiso para consumir un alimento temido y la experiencia fuera un éxito. Anota la fecha y el alimento que suponía un reto y describe tu experiencia.

Fecha	Alimento	Experiencia
Ejemplo	*Galletas*	*Me di permiso para comer galletas. Di sólo dos bocados porque el sabor fue decepcionante. Me sorprende lo fácil que fue esto.*
Ejemplo	*Postre*	*Cené en un restaurante famoso por su tarta de queso. Me di permiso para tomar postre. La tarta de queso estaba increíblemente deliciosa. Paré después de cuatro bocados porque estaba lleno. Me sentí triste e intenté comer más, pero me dije que no podía comerla debido al almuerzo que tenía al día siguiente y paré.*
Ejemplo	*Bocadillo*	*Me di permiso para comer pan (alimento que temo mucho) en forma de un bocadillo a la hora de comer en lugar de una gran ensalada. Estaba asustado, pero muy sorprendido por cómo me proporcionó sustento hasta la hora de la cena, y no tuve ningún antojo de ningún alimento dulce durante la tarde.*

Un par de notas finales

Comer por derecho (no puedes decirme qué comer)

Este tipo de consumo de alimento está dirigido por la rebelión, con poca sintonización con el hambre y la saciedad. Aunque puedes discutirlo y racionalizarlo («Puedo comer de eso porque quiero»), puede ser una forma de alimentación reactiva e incoherente. Tiende a haber una energía concreta relacionada con este tipo de alimentación: es intensa y rebelde; pero este tipo de alimentación no suele resultar muy satisfactoria, ya que no se basa realmente en el sabor ni en la sintonía, sino que más bien tiene que ver con una declaración. Es una trampa y distorsiona la premisa de la dieta intuitiva. Recuerda, simplemente, que no tienes nada que demostrarte ni a ti mismo ni a los demás.

¿Qué pasa con las alergias y las enfermedades?

Los tipos de alimentos prohibidos más problemáticos en cuanto a comer debido a un efecto rebote son los autoimpuestos para perder peso. A veces, por supuesto, hay enfermedades que harían que algunos alimentos estuviesen vedados, como, por ejemplo, una alergia potencialmente fatal como la alergia a los cacahuetes o la celiaquía, que es un trastorno autoinmunitario que sólo puede tratarse mediante el consumo de una dieta libre de gluten. Bajo estas condiciones, es probable que sientas cierto grado de privación, ya que no serás ya libre de consumir ciertos alimentos sin sufrir una reacción física adversa. Recuerda que la dieta intuitiva consiste en escuchar todos los mensajes que te da tu organismo y esforzarte por estar a gusto en tu cuerpo como resultado de tus buenas elecciones alimentarias. A medida que te conviertas en una persona que come de forma intuitiva, tu cuerpo llegará a responder a los alimentos que le hagan sentir bien, así que si estás en sintonía con tu organismo, desearás menos esos alimentos vedados. Si sigues manifestando una reacción emocional, es importante que lo comentes con un terapeuta y/o un nutricionista. Si dispones de un menor acceso a la comida como resultado de limitaciones económicas, es importante que también hables de tus sentimientos.

Puede que también sientas algún grado de privación si eliminas algunos alimentos por razones éticas o morales. Sin embargo, es probable que tus convicciones filosóficas tengan prioridad sobre la privación.

Si no estás seguro de lo que puedes comer o no debido a tu enfermedad, consulta con tu equipo de atención médica.

Resumen

Es este capítulo has aprendido a hacer las paces con la comida y por qué esto es un componente importante de la dieta intuitiva. La privación psicológica de alimento puede desencadenar un efecto rebote y provocar que consumas alimentos prohibidos en exceso. Cuando este tipo de privación se combina con la mentalidad de hacer dieta y el hambre biológica, una vez que tomes el primer bocado del alimento vedado puede que parezca imposible parar de comer. Legalizar tus opciones alimentarias mediante el proceso de la habituación elimina la excitación y la necesidad imperiosa de consumir la fruta prohibida. Calma tus miedos relativos a no parar de comer. En último término, consiste en un proceso de asignar valor a tu salud emocional y eliminar la moralidad de la comida, al tiempo que incrementas la flexibilidad de tus opciones alimentarias.

En el próximo capítulo aprenderás lo poderosos que son tus pensamientos cuando se trata de los sentimientos y, por último, cómo tu forma de pensar afecta a tu conducta alimentaria.

Capítulo 4

Principio número cuatro

Desafía a la policía de la comida

La policía de la comida monitoriza las normas poco razonables que ha generado hacer dieta. La comisaría está situada a gran profundidad en tu psique, y su altavoz emite críticas negativas mordaces, frases desesperadas y acusaciones que generan culpabilidad. Echar a la policía de la comida supone un paso crítico para regresar a la dieta intuitiva.

En este capítulo aprenderemos a silenciar al instigador de la guerra con la comida, que son esos pensamientos tuyos que constituyen la voz de lo que llamamos la policía de la comida. Estos pensamientos y normas relativas a la comida no aparecen en tu mente procedentes de ningún lugar. Se internalizan como resultado de variedad de factores.

Todos venimos a este mundo siendo inocentes y estando llenos de instinto y emociones y la capacidad de, al final, generar pensamientos. Incluso estando en el útero, el bebé aprende cosas del mundo. Pueden experimentarse olores, voces y sensaciones, pero la formulación de un sistema de creencias sobre el mundo empieza una vez que el niño se ve influido por el entorno fuera del útero. Las creencias sobre la gente, la política, la religión, la cultura, la educación, etc. a los que se ve expuesto un niño mientras crece son los ladrillos de la formación de las primeras creencias del pequeño. En el campo de la alimentación, este niño vive en un país (y quizá en un hogar) plagado de culpabilidad con respecto a la comida. Los alimentos suelen describirse en términos moralizantes: excesivos, pecaminosos, tentadores o malos. Esta forma de ver la comida se ha convertido en una falsa religión. Hacer dieta se ha tornado en el ritual absolutorio para desprenderse de la culpabilidad por consumir alimentos placenteros.

La defensa clave para desafiar a la policía de la comida consiste, en primer lugar, en desarrollar una conciencia no crítica sobre tus pensamientos y luego cultivar contraargumentos frente a los juicios y exigencias de la policía de la comida. Aprender a decir lo que piensas es esencial para tu autoestima. Los ejercicios que aparecen en este capítulo te proporcionarán formas de abordar y reformular esos pensamientos negativos, de modo que la policía de la comida se retire y, en último término, desaparezca.

Examina tus creencias

Hemos introyectado a la policía social de la comida (la voz cultural colectiva), que se ha convertido en nuestra policía de la comida interna. Sabemos dónde encontrarla: en realidad no tiene un escondite muy inteligente. Se encuentra en primera línea de tu mente y, a veces, puede parecer como si estuviera sentada encima de tu hombro, como Pepito Grillo, cuya frase favorita era: «Deja que tu conciencia sea tu guía».

Puede que hayas pasado toda tu vida acobardándote ante las voces de un progenitor, profesor o cónyuge crítico para acabar internalizando esas voces y habiéndolas hecho tuyas. Como consecuencia de ello, tu mente se vuelve confusa debido a la baja autoestima y al pensamiento negativo.

La solución consiste en examinar tus creencias (su origen y su impacto en ti), ya que estas convicciones son el trampolín para los pensamientos de la policía de la comida. Aprenderás cómo los pensamientos afectan a tus sentimientos y, en última instancia, a tu comportamiento.

Evalúa tu sistema de creencias sobre la comida y tu cuerpo

Revisa esta lista de creencias distorsionadas prevalentes. Señala las afirmaciones incluidas en tu sistema de creencias.

- ❑ Las proteínas son el mejor grupo de alimentos.
- ❑ Las grasas de la comida hacen que ésta nos haga engordar y harán que me ponga rollizo.
- ❑ No es necesario comer carbohidratos a lo largo del día.
- ❑ La gente nunca debería comer alimentos que contengan harina refinada o azúcar.
- ❑ Todos saben que el gluten es malo.
- ❑ La gente tiene que estar delgada para encontrar una pareja, un trabajo, un papel, etc. perfectos
- ❑ Las dietas son la forma más eficaz de perder peso.
- ❑ Comer después de las 18:00 horas hará que gane peso.

Enumera cualquier otra creencia que tengas sobre la comida y tu cuerpo:

____

____

____

____

Examina el origen de tus creencias

Las creencias están cultivadas e influidas por muchos factores. Mucha gente, por ejemplo, tiene un historial familiar de vivir con el foco puesto en el peso y la talla corporal. Una madre podría hacer un comentario sobre el aspecto de su hijo y cómo le queda la ropa. Un progenitor podría usar la báscula a diario y hablar de hacer dieta. Un abuelo podría dar reprimendas por la cantidad de alimento que come su nieto. Puede que haya revistas en casa llenas de fotos de famosos modificadas digitalmente para hacer que su cuerpo tenga un aspecto perfecto.

Reflexiona acerca del origen de tus convicciones sobre tu cuerpo o la comida:

____

____

____

____

Las creencias afectan a los pensamientos

Tus pensamientos se formulan a partir del conjunto de creencias que tienes acerca de cómo funciona el mundo a tu alrededor. Los pensamientos y las normas emitidos por la policía de la comida suelen consistir en *distorsiones cognitivas*: afirmaciones muy potentes que se basan en creencias falsas. Si no se ven retados, estos pensamientos negativos pueden afectar a muchas de tus conductas, especialmente a tu forma de comer.

Examina tus pensamientos

Aquí tenemos algunos ejemplos de distorsiones cognitivas. Lee cada una de ellas y reflexiona sobre si has tenido algún pensamiento similar alguna vez:

- «Nunca debería consumir carbohidratos a lo largo del día, incluso aunque tenga antojo de ellos».
- «Estaría bien comer frutas y verduras para obtener carbohidratos: eso es bueno; pero es malo comer pan o pasta».
- «Nunca encontraré una pareja perfecta a no ser que pierda peso y sea delgado».
- «Como no puedo seguir una dieta, debo ser un perdedor».
- «Puede que exista una dieta que acabe funcionando».

¿Has tenido otros pensamientos exagerados? Anota cualquiera que se te ocurra.

____

____

____

____

Desafía a tus pensamientos de la policía de la comida

Hay dos formas clave de trabajar con los pensamientos de la policía de la comida. El primer método, la terapia cognitiva conductual (TCC), es el foco de esta sección.

La TCC implica evaluar tus pensamientos y reformularlos si son erróneos, lo que, en último término, afectará a tu comportamiento. El proceso empieza con que observes tus pensamientos y te cuestiones si un pensamiento es razonable o no. ¿Hay pruebas científicas que respalden tu pensamiento, o acaso parece injustificable, irracional o erróneo? Una vez que identifiques un pensamiento irracional o ilógico, rétalo reemplazándolo por un pensamiento lógico.

Reflexionar acerca de tus experiencias pasadas reales te ayudará a valorar si tu pensamiento actual contiene algo de verdad o precisión y si, de hecho, te ha proporcionado algún beneficio. Aquí tenemos algunos ejemplos de un pensamiento distorsionado, seguido de una reformulación de ese pensamiento basada en tu experiencia pasada:

Pensamiento irracional: una distorsión cognitiva:
«Nunca debería comer carbohidratos a lo largo del día, incluso aunque tenga antojo de ellos».

Preguntas que hacerse:
«¿Debería, realmente, no comer nunca carbohidratos?».
«¿Acaso no hay tres veces al día en las que, de hecho, consumo muchos carbohidratos?».
«¿Cómo me siento cuando no consumo ningún carbohidrato a lo largo del día?».

Pensamiento reformulado, basándose en experiencias pasadas:
«Mi experiencia pasada demuestra que cuando no he consumido carbohidratos a lo largo del día, acabo teniendo poca energía y suelo darme un atracón de carbohidratos por la noche».

Reflexión sobre el resultado de actuar de acuerdo con tu pensamiento reformulado:
«Desde que he añadido carbohidratos a mis comidas a lo largo del día, he dejado de darme atracones de galletas y patatas fritas por la noche, y me siento mucho mejor durante el día».

Pensamiento irracional: una distorsión cognitiva:
«Estaría bien comer frutas y verduras: eso es bueno; pero es malo comer pan o pasta».

Preguntas que hacerse:
«¿Me ha hecho daño alguna vez comer pasta?».
«¿Cómo me siento cuando sólo como frutas y verduras como fuente de carbohidratos?».

Pensamiento reformulado, basándose en experiencias pasadas:
«Cuando sólo he comido frutas y verduras para obtener carbohidratos, no he sido capaz de mantener mi nivel de energía a lo largo del día».

Reflexión:
«Ahora que he incluido cereales y bocadillos en mis comidas, puedo pensar con una mayor claridad y mantenerme atento a lo largo de todo el día. Comer sólo frutas y verduras no funcionaba en mi caso».

Es tu turno: practica la reformulación de tus pensamientos basándote en experiencias reales

Describe un pensamiento distorsionado común relacionado con tu alimentación. Haz algunas preguntas vinculadas a este pensamiento, reformúlalo con tu experiencia real y reflexiona respecto a ello:

Pensamiento distorsionado:

____

____

Preguntas que hacerse:

____

____

Pensamiento reformulado basado en tu experiencia real:

____

____

Reflexión:

____

____

Haz afirmaciones basadas en hechos

Una segunda forma en la que puedes desafiar a las distorsiones cognitivas o los mitos consiste en reformularlos con hechos:

> Distorsión: «Nunca encontraré la pareja perfecta a no ser que pierda peso y sea delgado».
> Reformulada: «Tengo varios amigos que son felices en relaciones con personas que no son delgadas».

Es tu turno: practica la reformulación de tus pensamientos distorsionados con hechos

¿Cuáles son algunos de los pensamientos erróneos que llevas contigo? Reformúlalos con pensamientos basados en hechos:

Pensamiento distorsionado:

____

____

Afirmación reformulada basada en hechos:

____

____

Pensamiento distorsionado:

____

____

Afirmación reformulada basada en hechos:

____

____

Enfoca tus pensamientos con una conciencia curiosa

La segunda forma de ocuparse de los pensamientos de la policía de la comida consiste en un sencillo proceso de mera observación de tus pensamientos, sin permitirles ocupar tu mente y sin reprobarlos. Simplemente fíjate en ellos. Ésta es una forma de concienciación llamada *conciencia curiosa*. Nuestra mente suele aferrarse a un pensamiento y a generar una narrativa o una historia a su alrededor, lo que puede dar lugar a un sufrimiento innecesario. Un sólido corpus de investigación muestra que emplear la conciencia curiosa mediante la meditación basada en el *mindfulness* o concienciación puede ser increíblemente beneficioso para tu salud mental (Grecucci *et al.*, 2015). Simplemente observa tus pensamientos sin aferrarte a ellos ni añadir más cosas a la trama.

TU TURNO: PRACTICA ACERCARTE A TUS PENSAMIENTOS CON UNA CONCIENCIA CURIOSA

Sé consciente del momento en el que estés expandiendo tus pensamientos con una historia que hayas creado. Escribe un ejemplo de un pensamiento de raíz. Reflexiona acerca de cómo te hace sentir añadir un pensamiento crítico o una trama narrativa:

___

___

___

Cuando el mismo pensamiento de raíz (o uno similar) surja, intenta observarlo sin añadirle una narrativa o un juicio. Hay muchas formas de practicarlo:

- Sitúa tu conciencia en el momento actual, más que en el pensamiento. Presta atención a uno de tus sentidos, como la vista, el tacto o el oído.
- Simplemente etiqueta el pensamiento como «pensar» o como «meros pensamientos, y no hechos».
- Plantéate aprender a desarrollar una práctica de meditación regular.

Escoge uno de estos métodos para practicar y percibe cómo te hace sentir:

___

___

___

Has practicado formas en las que puedes desafiar a los pensamientos de tu policía de la comida, además de los beneficios de la conciencia curiosa. Dependiendo de la situación concreta que se te presente, puede que un método sea más útil que el otro. Mediante la reformulación de tus pensamientos basándote en experiencias pasadas con la comida y haciendo afirmaciones basadas en hechos, puedes desafiar a un pensamiento irracional. Además, puedes reducir cualquier sufrimiento provocado por un pensamiento distorsionado abordándolo con una conciencia neutra, sin aferrarte a él ni generar una historia a su alrededor.

Cómo afectan los pensamientos a los sentimientos

Al igual que las creencias informan a tus pensamientos, éstos pueden tener un poderoso impacto sobre tus sentimientos. Digamos que te das cuenta de que te estás sintiendo ansioso. Si exploras el pensamiento que precedió a ese sentimiento, podría tratarse de: «Hoy he comido demasiado». Mediante la evaluación de ese pensamiento y retándolo, es probable que el sentimiento resultante sea más neutro o incluso positivo.

Presta atención a tus sentimientos

Aquí tenemos una lista de sentimientos que suelen estar relacionados con la comida y con tu cuerpo:

- ansiedad
- tristeza
- miedo
- decepción
- remordimiento
- envidia
- ira
- vergüenza

Consulta los sentimientos negativos que anotaste en el ejercicio de «Examina tus pensamientos» que aparecía anteriormente en este capítulo. Reflexiona sobre uno de estos pensamientos y fíjate en si genera alguno de los sentimientos anteriores.

Reformula tus pensamientos negativos y sentenciosos

El ejercicio que aparece a continuación te ayudará a reconocer el impacto de tus pensamientos sobre tus sentimientos. Reformulando los pensamientos puedes cambiar tus sentimientos.

En primer lugar, describe cómo te sientes después de leer estas afirmaciones negativas:

- «Soy un perdedor: nunca puedo no desviarme de una dieta».
- «Siempre estoy comiendo en exceso».
- «Me dije a mí mismo que no debía comer carbohidratos y acabo de zamparme una caja entera de galletas».

A continuación, sé consciente y describe cómo te sientes cuando estos pensamientos negativos se reformulan en forma de afirmaciones positivas:

- «El sistema de hacer dieta es una trampa que te aboca al fracaso y lo he rechazado. No soy un perdedor».
- «Cuando soy consciente, suelo percibir mi hambre y mi saciedad porque tengo la capacidad innata de detectar ambas».

- «Con un permiso completo para escoger comer los alimentos que desee, consumo unas cantidades razonables de galletas».

____

____

Ahora vuelve a examinar tus sentimientos. Compara y contrasta tus sentimientos antes y después de expresar una afirmación positiva:

____

____

____

Has aprendido el poderoso impacto que desafiar a un pensamiento negativo puede tener sobre tu bienestar general. Cuanto más transformes los pensamientos negativos en pensamientos positivos, menos inundado estarás de sentimientos negativos.

Cómo afectan los sentimientos al comportamiento

Has experimentado el impacto que tu sistema de creencias puede tener sobre tus pensamientos y cómo éstos pueden afectar a tus sentimientos. Ahora ha llegado el momento de comprender cómo los sentimientos (ya sean positivos o negativos) pueden influir en tu comportamiento.

Reflexiona acerca de experiencias pasadas en las que comiste en exceso

Reflexiona sobre una experiencia reciente en la que comieras en exceso y acabaras sintiéndote incómodo. ¿Qué comiste y dónde estabas?

____

____

____

Recuerda qué sentimientos estabas experimentando justo antes de empezar a comer en exceso. ¿Eran positivos, negativos o indiferentes?

¿Cómo impactaron esos sentimientos en tu comportamiento de consumo excesivo de comida?

Si has tenido sentimientos negativos, probablemente fueran desencadenados por unos pensamientos negativos, y esos sentimientos podrían haber tenido un impacto en tu comportamiento. Las creencias pueden iniciar un torrente de negatividad. Examinar esas creencias puede ser tu primer paso para cambiar el curso de tus acciones en el futuro. No lo olvides: las creencias generan pensamientos, que afectan a los sentimientos y luego al comportamiento. Practicar este ejercicio te empoderará y te proporcionará una sensación de control sobre tu capacidad de convertir tus conductas alimentarias en unas nuevas que serán positivas y agradables.

La espiral de la curación: el camino de salida del diálogo interior sentencioso

Ven de un lugar lleno de curiosidad, y no de reprobación

La dieta intuitiva implica una forma de pensar neutra y apreciativa. Está repleta de pensamientos positivos y gratitud. Se basa en el proceso de hacer cambios a tu propio ritmo. La gente que vive con la mentalidad propia de las dietas suele pensar en términos de blanco o negro y ve la vida de forma lineal. Enfoca los proyectos con el objetivo de ir de la A a la Z en línea recta en lugar de fluir con los altibajos que acompañan a cualquier meta realista en la vida. En la mentalidad propia de las dietas no hay espacio para la desviación a lo largo del camino, pero la vida no funciona de esa forma, y cuando se da la inevitable desviación, el pensamiento rígido de la persona que hace dieta da lugar a una sensación de desconcierto y de diálogo interior negativo por no ser capaz de mantenerse en la senda. Las creencias y los pensamientos negativos tienen un impacto sobre tu salud mental.

La dieta intuitiva te aporta una forma más compasiva de fijarte en tu viaje hacia una relación sana con la comida. Imagina la dieta intuitiva como una espiral de curación (*véase* la Ilustración 4.1). El impulso es hacia arriba y hacia delante, pero no fluye en línea recta. Va dando vueltas alrededor de los bucles de la espiral mientras asciende. Estos pequeños bucles representan momentos de regreso a conductas pasadas. Estos momentos permiten la reflexión: tiempo para examinar las creencias y los pensamientos, tus propios cuidados y el diálogo interior negativo. Todos estos bucles pueden haber precipitado lo que algunos considerarían un revés, pero que el creciente número de personas que se alimentan de forma intuitiva llegan a considerar como experiencias de aprendizaje. Haz que tu lema sea: «Ven de un lugar lleno de curiosidad, y no de reprobación».

La espiral de la curación

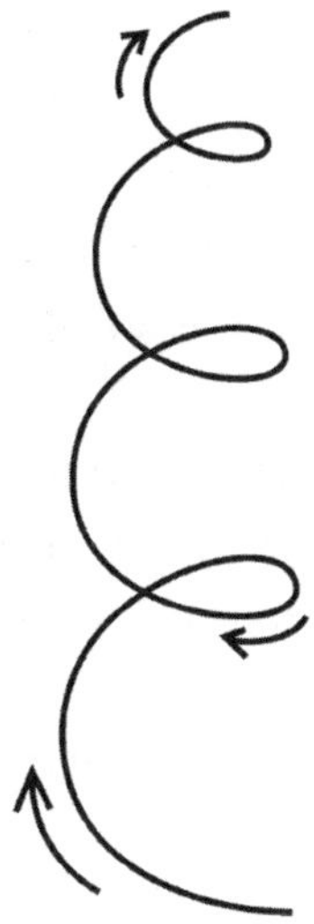

Ilustración 4.1. La espiral de la curación.
© 2017 Elyse Resch / New Harbinger Publications.

Transformar el diálogo interno negativo en un diálogo interno positivo y gratitud

Piensa en formas en las que te impliques en un diálogo interior negativo como, por ejemplo: «Soy un inútil porque no satisfago mis objetivos relativos al ejercicio». Proporciona un ejemplo tuyo propio:

___

___

___

Genera un diálogo interior positivo y gratitud

Describe cómo podrías cambiar el diálogo interior negativo que has apuntado antes en un diálogo interior positivo empleando los conceptos de la espiral de curación. Recuerda venir de un lugar lleno de curiosidad, y no de uno de reprobación. En el caso del ejemplo anterior podrías decir: «Estoy muy orgulloso de mí mismo por traer movimiento a mi vida. No lo hago de forma sistemática, pero estoy trabajando en ello. ¡Soy maravilloso!».

___

___

___

Expresar gratitud es otra forma de avanzar de la negatividad a la positividad.

- «Soy afortunado por poder comprar alimentos frescos siempre que necesito llenar la nevera».
- «Estoy agradecido por el cuerpo fuerte que tengo, que me hace salir adelante en la vida».
- «Me siento afortunado por tener un enfoque más enriquecedor con respecto a la comida».

Haz tu propia lista de gratitud. ¿Cómo impacta en ti y en tu vida ver el mundo a través de la lente de la gratitud?

___

___

___

Plantea tus objetivos y comportamientos con el pensamiento de «la mayoría de las veces»

La trampa más común en la que caen los clientes es el pensamiento perfeccionista. Esta premisa debe replantearse para así eliminar el diálogo interior negativo. Siempre que intentas hacer algo *cada día* o *siempre*, tu objetivo es la perfección. Recuerda el dicho de Salvador Dalí: «No tengas miedo de la perfección: nunca la alcanzarás». Aquí tenemos algunos ejemplos de pensamiento perfeccionista:

- «Voy a empezar a hacer ejercicio y a salir a correr cada día la semana que viene».
- «No me meteré nada en la boca a no ser que sienta esa perceptible señal del hambre».
- «Siempre pararé cuando esté saciado y nunca comeré en exceso».

Siendo realista, ¿durante cuánto tiempo crees que podrás mantener este tipo de promesas? ¿Y qué pasa cuando tu hijo está comiendo una galleta y quiere compartirla contigo, o cuando tu pareja dice: «Salgamos a comer ahora» pero apenas tienes hambre? El problema de estas metas es que en el momento en el que no alcances tu estándar perfeccionista te sentirás como si la hubieses fastidiado. Puede que incluso sientas vergüenza por no cumplir tu palabra. Con esta decepción contigo mismo y la vergüenza que le acompaña, es probable que renuncies a tu objetivo por completo.

Una forma de replantear tu forma de pensar es adoptando la frase: «la mayoría de las veces». Cuando te marques tus metas, incluye un poco de flexibilidad: «Voy a hacer ejercicio con tanta frecuencia como me haga sentir bien, y cuando esté demasiado cansado o no tenga tiempo descansaré». En otras palabras, recuerda que tu compromiso para hacer ejercicio de forma constante va a ser «la mayoría de las veces».

Si expones la intención de que comerás sobre todo cuando estés hambriento, reconoce que puede que haya circunstancias en las que sea necesario comer algo incluso aunque no estés realmente hambriento. La mayor parte de las veces comerás debido al hambre, pero también vas a decidir comer por puro placer o conveniencia de vez en cuando.

Practicar la mentalidad de «la mayoría de las veces»

Replantea los siguientes objetivos perfeccionistas en forma de intenciones de «la mayoría de las veces». Escribe una intención más razonable, algo que sea probable que tenga éxito como, por ejemplo:

> Objetivo perfeccionista: «¡Voy a alimentarme siempre de forma intuitiva!».
>
> Intención de «la mayoría de las veces»: «Permaneceré atento, de forma regular, mientras esté comiendo, y espero comportarme, la mayoría de las veces, como una persona que se alimenta de forma intuitiva».

Ahora intenta hacer tú el cambio en el caso de las siguientes afirmaciones:

«Voy a comer sólo alimentos ecológicos».

____

____

____

«Voy a decirme, cada día, que tengo un aspecto hermoso».

____

____

____

«Me voy a despertar cada mañana a las 06:00 horas para hacer ejercicio».

____

____

____

Genera tu propia intención empleando el pensamiento de «la mayoría de las veces».

____

____

____

Ten presente este patrón de pensamiento en cualquier cosa que estés haciendo. Haz, de hecho, una lista de tus intenciones de «la mayoría de las veces» y colócala en un lugar en el que la vayas a ver fácilmente. Eliminará el pensamiento perfeccionista la mayoría de las veces.

Normas relativas a los alimentos

Como resultado de la mentalidad propia de las dietas, quizás hayas creado muchas reglas relacionadas con los alimentos basadas en antiguas creencias. Puede que se hayan acumulado a lo largo de tu vida. Mucha gente dice que una fuente potente de estas convicciones y normas fue su educación o las dinámicas de su familia cuando eran niños. En esta sección explorarás estas normas relativas a los alimentos que son pronunciadas por la policía de la comida, y evaluarás cómo estas reglas pueden afectarte.

Examina tus normas relativas a los alimentos

Nadie inicia su vida con «los diez mandamientos de la comida» grabados en piedra y que sean de obligado cumplimiento. Los sistemas de creencias y las reglas relativas a la alimentación evolucionan sutilmente. El cuestionario que aparece a continuación te pondrá en contacto con tus normas relativas a los alimentos. Lee la lista de verificación y marca la columna del «Sí» o del «No», y rellena los espacios en blanco con cualquiera de tus reglas relacionadas con los alimentos.

¿CUÁLES SON TUS NORMAS RELATIVAS A LOS ALIMENTOS?

Sí	No	
		1. ¿Cuentas cualquier cosa (calorías, grasas, carbohidratos, proteínas, puntos, etc.)?
		2. ¿Determinan las calorías la cantidad de alimento que consumes?
		3. ¿Sientes que debes comer de forma perfecta para ser una persona que se alimente de manera saludable?
		4. ¿Tienes alguna norma sobre qué hora del día está bien para comer?
		5. ¿Tienes alguna norma sobre el consumo de tentempiés?
		6. ¿Hay algún alimento que intentes evitar?
		7. ¿Tienes alguna norma sobre conocer el contenido en nutrientes de una comida o un alimento?
		8. ¿Comes de forma distinta si hay otras personas presentes?
		9. ¿Comparas lo que comes con lo que consumen otras personas?
		10. ¿Tienes alguna regla relativa a las bebidas?
		11. ¿Tienes alguna norma relacionada con el ejercicio y la alimentación?
		12. ¿Crees que deberías limitar los carbohidratos?
		13. ¿Crees que deberías evitar los dulces?
		14. ¿Pesas o mides los alimentos?
		15. ¿Tienes una lista de alimentos «seguros»?
		16.
		17.

Anota, en las líneas que aparecen abajo, o en un cuaderno aparte, las preguntas que has marcado con un «Sí» y analiza tus respuestas, explicando cómo cumples esa norma en tu vida. Por el momento no te preguntes por qué haces esto ni contemples formas de eliminar o modificar esta regla.

Ejemplo: pregunta 3. ¿Sientes que debes comer de forma perfecta para ser una persona que se alimente de manera saludable? «Sí. Como de forma perfecta consumiendo muy pocos carbohidratos y grasas, y no consumo gluten».

____

____

____

____

Desafía tus normas relativas a los alimentos

Revisa tus respuestas, y comprueba si puedes reformular tus reglas en relación con la comida con respuestas que sean flexibles y no absolutas. Fíjate en cuándo tus pensamientos han sido rígidos o perfeccionistas. En el caso de algunas cuestiones, mira si puedes añadir «la mayoría de las veces» a tus respuestas. Por ejemplo: «Sé que puedo confiar en mi organismo para que me proporcione las señales que darán lugar a una alimentación equilibrada y saludable la mayoría de las veces». En el caso de otras ocasiones te encontrarás con que la intención más saludable que puedes marcarte es desafiar por completo la norma relativa a la comida. Puede que, por ejemplo, hayas contestado «Sí» a la pregunta «¿Crees que deberías evitar los dulces?». En ese caso, la reformulación de esa norma con el razonamiento de la dieta intuitiva sería algo así como: «He hecho las paces con todos los alimentos y puedo comer dulces siempre que me apetezca. No es necesario evitar ningún alimento».

____

____

____

____

Las normas relativas a los alimentos en tu familia

Las convicciones de tu familia tienen una poderosa influencia en la formación de tu sistema de creencias. Incluso aunque sus intenciones sean completamente positivas, muchos progenitores educan a sus hijos con normas sobre lo que está bien comer y lo que no. Es importante hacerse una idea de estas reglas impuestas en tu infancia, de su grado de rigidez y de cómo podrían estar afectándote todavía. (Nota: si eres un niño o un adolescente y, así pues, estás explorando las reglas sobre la nutrición que ves a tu alrededor, recuerda que tus padres probablemente tenían buenas intenciones cuando las crearon). Mientras leas la lista de verificación que aparece a continuación, tómate cierto tiempo para reflexionar sobre cada pregunta antes de responder «Sí» o «No».

¿Cuáles eran las normas y expectativas de tu familia?

Sí	No	
		1. ¿Tenían tus padres unas normas rígidas para las comidas en familia?
		2. ¿Se esperaba de ti que te acabaras todo el plato?
		3. ¿Había alguna norma relativa a los tentempiés?
		4. ¿Había alguna norma sobre el consumo de dulces o postres?
		5. ¿Había algún alimento prohibido? ¿No se te permitía, por ejemplo, consumir dulces o comida rápida?
		6. ¿Escondías la comida cuando tus padres no estaban cerca?
		7. ¿Te sentías emocionado en las fiestas de tus amigos porque tenías la oportunidad de comer golosinas cuando tus padres no estaban por allí?
		8. ¿Sentías mucha presión con respecto a tu peso?
		9. ¿Parecían tener tu padre y tu madre distintas reglas alimentarias para ti en contraposición con las normas que se aplicaban a sí mismos?

Sí	No	
		10. ¿Te llegaron alguna vez mensajes contradictorios de tus padres? ¿Te advertían, por ejemplo, que no comieras demasiado (diciéndote que ganarías peso), pero insistían en que te acabases el plato incluso aunque no tuvieses hambre?
		11. ¿Tenían tus progenitores alguna norma relativa al ejercicio?
		12. ¿Hacían dieta frecuentemente tus dos progenitores o uno de ellos?
		13. ¿Criticaban tus dos progenitores o uno de ellos su propio cuerpo con frecuencia?
		14. ¿Monitorizaban tus padres tu peso?
		15. ¿Te sometieron alguna vez tus padres a una dieta?

Revisa tus respuestas frente a las normas alimentarias de tu familia

Anota, en las líneas que aparecen a continuación o en un cuaderno, las preguntas a las que has contestado afirmativamente y describe cómo se aplicaba la norma en tu hogar y las consecuencias de estas reglas.

Ejemplo: pregunta número 2. ¿Se esperaba de ti que te acabaras todo el plato? «Sí. Mis padres no nos dejaban levantarnos de la mesa hasta que nos hubiéramos acabado todo lo que había en el plato. Si no nos lo acabábamos teníamos que permanecer sentados (a veces durante horas) antes de poder levantarnos. En ocasiones intentábamos darle algo de nuestra comida al perro o esconderla en la servilleta, pero si nos pillaban nos castigaban».

____

____

____

____

Distingue entre tus propias creencias y las normas de tu familia

Fíjate en cada una de tus respuestas anteriores, y por cada respuesta anota cómo te sientes con respecto a estas normas y expectativas de tu familia. Una posible afirmación que refleje tu forma de pensar actual podría tener un aspecto similar al siguiente: «Acabo de comer cuando mi cuerpo me dice que está lleno. Sólo seguiría comiendo hasta que mi plato estuviese vacío si siguiese teniendo hambre».

____

____

____

____

Comentarios procedentes de otras personas

¿Te han hecho familiares, amigos o conocidos comentarios sobre tu peso, tu figura o qué o cuánto comes? Si la persona que hace este comentario actúa como un progenitor criticón, es probable que te sientas como un niño rebelde, y puede que tu comportamiento refleje estos sentimientos.

Reflexiona sobre el impacto de los comentarios procedentes de otras personas

Un comentario crítico que podría tener un efecto poderoso podría ser algo así como: «Esa ropa no te queda muy bien», o «¿Realmente necesitas comerte todo ese chuletón?». ¿Sentirías el instinto de rebelarte contra este comentario? Si la energía rebelde no se canaliza, podría generar un contragolpe que con frecuencia adquiere la forma de comer en exceso. ¿Responderías, además, de otras maneras, sintiéndote dolido, furioso, resentido o asustado como respuesta al comentario?

____

____

¿Cómo sueles responderle a una persona que haga un comentario como éstos?

____

____

____

Aunque no puedes controlar a los demás, puedes decir lo que piensas y reivindicar que este tipo de comentarios te hacen daño o te enojan. Incluso aunque la persona que ha hecho el comentario lo defienda diciendo: «Sólo me preocupa tu salud», el comentario crítico es hiriente y está invadiendo tu espacio personal. Si la otra persona no te escucha y sigue siendo critica de forma inadecuada o malvada, no tienes por qué quedarte ahí y soportarlo. En algunos casos te encontrarás con que puedes marcar unos límites y que la persona puede, de hecho, cumplirlos. En cualquier caso, puedes sentirte empoderado emprendiendo una acción asertiva en lugar de actuar de forma rebelde.

Estudia los comentarios que has recibido de otras personas

Anota un comentario concreto que hayas recibido de un progenitor, amigo, pareja o alguna otra persona.

___

___

___

¿Cómo te sentiste al escuchar el comentario?

___

___

___

¿Qué acción emprendiste? ¿Qué dijiste o hiciste?

___

___

___

¿Desearías haber emprendido alguna otra acción? En caso afirmativo, ¿cuál sería?

___

___

___

Repite los pasos de este ejercicio con tanta frecuencia como sea preciso. Como resultado de ello, fortalecerás tu armadura a la hora de reaccionar ante los comentarios inadecuados. Aprenderás a decir lo que piensas, a marcar límites y a cuidar de ti mismo de verdad.

Modifica tu diálogo interior crítico y rebelde

Con frecuencia no puedes controlar cómo te hablan los demás, incluso aunque te enfrentes a ellos con respecto a sus críticas, pero puedes cambiar la forma en la que te hablas a ti mismo. Si te hablas de manera crítica, es probable que respondas con una voz rebelde, al igual que harías si alguna otra persona te hablara de esa guisa.

Piensa en cómo tiendes a hablarte a ti mismo y en cómo respondes a ese diálogo interior. Imagina que pensases: «Te has comido una hamburguesa (que engorda) para almorzar, así que será mejor que no cenes mucho». ¿Cómo te haría sentir ese diálogo interior?

____

____

____

____

A continuación, imagina que respondieras a la afirmación interior con el siguiente contraargumento: «Oh sí, comeré cuanto desee para cenar. ¡Quizás hasta me coma otra hamburguesa, y además la acompañaré de unas patatas fritas!». Describe a continuación cómo te sientes cuando te imaginas contestando eso. ¿Te sientes como un niño o un adolescente rebelde que está hablando de forma desafiante?

____

____

____

La siguiente es una reafirmación de ambas voces interiores. Presta atención a cómo te sientes cuando la leas, y luego, a continuación, describe los sentimientos que invoca. «Estoy satisfecho gracias a esa maravillosa hamburguesa que he comido para almorzar, y en este momento no siento hambre. La hora de la cena no tardará en llegar, y llegado el momento ya decidiré qué me apetece comer. Si tengo hambre y me apetece volver a comerme una hamburguesa, podría muy bien hacerlo, pero puede que simplemente me apetezca comer una ensalada».

La práctica regular de este tipo de reafirmación le retira el poder al diálogo interior crítico. Te encontrarás, mientras te hablas de forma más amable, con que reduces tus réplicas rebeldes.

Ahora piensa en el impacto de este próximo ejemplo de diálogo interior. Imagina que te dices a ti mismo esto sobre tu aspecto: «¡Tienes un aspecto horrible hoy! Tu cabello está sucio, tu ropa no está planchada y estás gordo».

¿Cómo te has sentido mientras leías esas palabras? ¿Te has sentido herido, irritado, resentido o asustado? ¿Qué reacción mostrarías normalmente frente a esa voz interior que te habla de forma tan crítica? ¿Podría ser rebeldía? Si es así, estás teniendo una reacción esperada.

Si te estás hablando con una voz crítica, practica reemplazarla por una voz objetiva y neutral. En primer lugar, anota un pensamiento crítico recurrente que hayas tenido con respecto a la comida, comer o tu cuerpo. A continuación, anota cómo tu voz interior neutral reemplazaría ese pensamiento. Si, por ejemplo, te dices con regularidad: «No deberías haber comido tanto», un pensamiento más amable podría ser: «Cuando me distraigo y como más de lo que mi cuerpo necesita, me siento incómodo. Trabajaré para ser más consciente y así sentirme mejor».

____

____

____

____

Si adviertes cómo te sientes mientras te hablas a ti mismo y cuando te respondes a ti mismo o a los demás, eliminarás muchas de las barreras que han evitado que conectaras con tu voz de persona que se alimenta de forma intuitiva. Es la voz de tu persona autónoma que se alimenta de forma intuitiva (que conoce la verdad sobre tus pensamientos y sentimientos) la que te llevará a tener una relación sana con la comida y tu cuerpo.

Voces interiores relativas a la comida

Llevamos en nuestro interior varias voces distintas que nos dirigen y que a veces interfieren con nuestras señales intuitivas. En este libro ya hemos hablado de la voz de la policía de la comida, pero también hay otras voces, y algunas son positivas y pueden ayudarnos a tomar decisiones informadas sobre lo que comemos. Llamamos a todas estas voces las *voces interiores relativas a la comida*. Se dividen en dos grupos: *las voces destructivas de hacer dieta* y *las voces poderosas de tus aliados*.

Las voces destructivas de hacer dieta pueden hundirte en un momento. Sin embargo, puedes tomar estas voces negativas y transformarlas en voces poderosas de tus aliados haciendo uso de algunos de los ejercicios que has estado practicando para desafiar a tus pensamientos distorsionados.

Las voces destructivas de hacer dieta tienen un efecto pernicioso sobre tu relación con la comida y tu cuerpo:

- La *policía de la comida* decide si estás siendo malo o bueno en relación con tus elecciones con respecto a la comida. Combina tus normas de hacer dieta con tus reglas relativas a la comida.
- El *informador de la nutrición* se alinea con los mitos culturales dominantes sobre qué alimentos son saludables (no engordan) o no son saludables (hacen engordar).

- El *rebelde con la dieta* hace comentarios subversivos que te dejan impotente en cuanto a la capacidad de tomar decisiones autónomas con respecto a tu forma de comer.

Las *voces poderosas de tus aliados* pueden ayudarte y consolarte en cuanto a tu relación con la comida y tu cuerpo:

- El *antropólogo alimentario* es un observador neutral que hace comentarios sin juzgar.
- El *cuidador* es la voz cariñosa y amable que proporciona el diálogo interior más positivo.
- El *aliado de la nutrición* tiene una voz neutral que te ayuda a tomar decisiones acerca de los alimentos que te proporcionarán energía, salud y saciedad junto con satisfacción.
- La *persona que se alimenta de forma intuitiva* es la voz que surgirá de tu sabiduría interior y te orientará para tomar la mejor decisión para las necesidades de tu organismo.

Familiarízate con las voces interiores relativas a la comida

Aquí tenemos un examen para practicar la identificación de las distintas voces relacionadas con la comida. ¿Qué voz está hablando en cada una de las siguientes afirmaciones?

1. «Si te comes ese trozo de queso te van a subir los niveles de colesterol».
2. «Me voy a comer todas estas galletas pese a que no tengo hambre y en realidad no son mis favoritas».
3. «Puedo confiar en mi cuerpo para que me diga qué, cuándo y cuánto comer».
4. «Esa comida tiene mucho ajo y cebolla, y sé que siempre tengo dolor de estómago cada vez que consumo esos alimentos».
5. «Noté que ayer estuve demasiado lleno durante todo el día».
6. «Aunque ayer por la noche seguí comiendo pese a estar lleno, todo va a ir bien».
7. «Anoche cené pizza y sé que eso me ha hecho ganar un par de kilos».

Clave de respuestas: 1. Informador de la nutrición, 2. Rebelde con la dieta, 3. Persona que se alimenta de forma intuitiva, 4. Aliado de la nutrición, 5. Antropólogo alimentario, 6. Cuidador, 7. Policía de la comida.

Fíjate en tus propias voces relativas a la comida

Describe dos ejemplos de tu diálogo interior relativo a tus comidas en los últimos días. Tras cada afirmación, identifica si procede de una voz destructiva o de una voz aliada.

Diálogo interior:

____

____

____

¿Voz destructiva o voz aliada?

____

Diálogo interior:

____

____

____

¿Voz destructiva o voz aliada?

____

Centrarse en identificar las voces destructivas y las voces aliadas que llevamos con nosotros nos ayudará a reconocerlas de inmediato cuando aparezcan sin previo aviso. Entonces podremos aprender a reemplazar una voz destructiva por una voz aliada.

Reemplaza las voces destructivas de hacer dieta por las voces poderosas de tus aliados

Identifica dos de tus afirmaciones destructivas frecuentes. ¿Cómo respondería tu voz aliada correspondiente?

Afirmación destructiva:

____

____

Respuesta de la voz aliada:

____

____

Afirmación destructiva:

____

____

Respuesta de la voz aliada:

____

____

Practica dar estas respuestas cada vez que oigas una voz destructiva en tu cabeza. Haciendo este ejercicio de forma regular, te encontrarás con que las voces destructivas aparecen con menor frecuencia y, al final, sólo oirás las voces de tus aliados.

Descubre la voz innata de tu persona que se alimenta de forma intuitiva

Acabas de practicar la reformulación de tus voces destructivas de hacer dieta mediante el empleo de las voces poderosas de tus aliados, que dan lugar a un diálogo interior positivo y alentador. En último término, el objetivo es descubrir la voz innata de tu persona que se alimenta de forma intuitiva y usarla para que te guíe hacia una alimentación satisfactoria. Recuerda que naciste con toda la sabiduría de la que necesitas disponer para saber cómo comer. La voz de tu persona que se alimenta de forma intuitiva te ayudará a sentirte seguro y con confianza sobre qué, cuánto y cuándo comer. Por ejemplo, tu persona que se alimenta de forma intuitiva te proporcionará orientación y afirmaciones alentadoras si estás planeando salir de casa a comer una deliciosa cena:

- «Voy a un restaurante fantástico esta noche, así que quiero asegurarme de tomar un tentempié por la tarde, de modo que no entre al restaurante sintiéndome famélico».
- «Cuando llegue al restaurante me tomaré algo de tiempo para mirar la carta detenidamente y así encontrar algo que espero que satisfaga a mis papilas gustativas y a mi cuerpo».
- «Cuando me sienta agradablemente satisfecho, me tomaré algo de tiempo para reflexionar sobre lo deliciosa que estaba la comida y lo grande que me sentiré si paro de comer alcanzado ese punto».
- «Puedo llevarme las sobras y disfrutarlas mañana, y si no tienen buen aspecto mañana, siempre puedo tirarlas».
- «Puede que me sienta triste cuando me dé cuenta de que mi cuerpo ha comido suficiente, pero que mi lengua quiere más, pero sé que esta tristeza pasará rápidamente y que puedo comer lo que desee cuando vuelva a entrarme hambre».

Describe cómo respondería la voz de tu persona que se alimenta de forma intuitiva en las siguientes situaciones:

Situación: «Sé que me gustaría tomar algo de postre después de la comida».
Respuesta de la voz de tu persona que se alimenta de forma intuitiva:

____

____

Situación: «No me siento bien esta mañana. ¿Qué debería hacer con respecto a mi plan de entrenamiento hoy?».
Respuesta de la voz de tu persona que se alimenta de forma intuitiva:

___

___

Situación: «Este próximo sábado asisto a una gala elegante. ¿Cómo debería plantearme qué comer esa noche?».
Respuesta de la voz de tu persona que se alimenta de forma intuitiva:

___

___

Ahora estudia una de tus situaciones en la vida real:

___

___

Respuesta de la voz de tu persona que se alimenta de forma intuitiva:

___

___

Resumen

Tu guerra con la comida ha sido instigada por la voz de la policía de la comida. Los ejercicios de este capítulo son fundamentales para aprender cómo desafiar a tus pensamientos negativos que, de forma acumulativa, han formado la voz de tu policía de la comida interior. Mediante la reformulación de estos pensamientos acabarás silenciando a la policía de la comida y harás unas paces duraderas con la comida.

En el siguiente capítulo verás cómo el trabajo que has llevado a cabo para rechazar la mentalidad de la dieta, hacer las paces con la comida y desafiar a la policía de la comida te permitirá detectar la saciedad agradable sin el miedo de privaciones futuras.

Capítulo 5

Principio número cinco

Siente tu saciedad

Estate atento a las señales de tu organismo que te dicen que ya no tienes hambre. Observa las señales que te muestran que estás agradablemente satisfecho. Detente en medio de una comida y pregúntate cómo sabe la comida y cuál es tu nivel de saciedad en ese momento.

Es difícil identificar la saciedad si comes mientras estás distraído, atascado en los patrones habituales de comerte todo lo que hay en el plato, o comiendo rápidamente sin saborear tu comida. En el libro *¡No te vuelvas loco!* (2007), Edward M. Hallowell describe nuestro dilema actual: la gente está increíblemente ocupada y distraída gracias a la tecnología, que está siempre activa, y a un creciente sentido de urgencia por el cual debemos ser productivos en todo momento. Siempre tenemos que estar haciendo algo. Algunas personas incluso consideran que sentarse a la mesa para, sencillamente, disfrutar de una comida es una pérdida de tiempo: emplean su hora de la comida para hacer otras cosas, incluso aunque sólo consista en ver las noticias.

Las actividades que aparecen en este capítulo te ayudarán a:

- conectar con tus sensaciones físicas procedentes de la saciedad;
- pensar en cómo quieres sentirte físicamente tras consumir una comida o un tentempié;
- practicar la identificación de los matices de la saciedad;
- aprender a decirle «No» a la gente que te presiona para que comas cuando estás lleno o todavía no tienes hambre; y
- trabajar con la mentalidad de no dejar nada en el plato.

Barreras para la experimentación de la saciedad

Esta sección describe las muchas barreras que pueden hacer que sea difícil que captes la señal de saciedad de tu cuerpo: desde comer mientras estás distraído hasta la presión social para seguir comiendo pese a estar lleno. Lo más importante es que practicarás formas de superar los obstáculos de modo que puedas responder a tus señales de saciedad a su debido tiempo.

Comer mientras estás distraído

Comer mientras estás implicado en otra actividad es algo muy parecido a conducir estando distraído: el conductor vive la ilusión de que puede conducir perfectamente bien mientras escribe un mensaje de texto. Comer mientras se está distraído no se diferencia de eso (Brunstrom y Mitchell, 2006; Robinson *et al.*, 2013). Puede que tengas la impresión de que eres consciente de lo que te estás metiendo en la boca mientras lees el periódico o respondes a un correo electrónico, pero en realidad te estás perdiendo los aspectos sensoriales de la alimentación: el sonido del crujir de la lechuga, la fresca sedosidad de la nata agria junto con la densa suculencia de un chile de alubias. El aroma a canela procedente de tus gachas de avena, o el tapiz visual de una colorida ensalada de pasta. Aunque tienes la capacidad de la multitarea, tu mente sólo puede prestar atención de verdad a una cosa cada vez, como la lente de una cámara. Como consecuencia de ello, si estás preocupado llevando a cabo otras actividades mientras comes, no sólo disfrutarás menos de tu comida, sino que además es probable que no captes tu saciedad hasta que te des cuenta de que estás demasiado lleno y que has comido más de lo necesario; o puede que descubras que te sientes lleno, pero puede que como no has experimentado todos los placeres de tu comida, quizás sigas sintiendo un profundo deseo de seguir comiendo para experimentar esos placeres.

Las barreras para la saciedad:
autoevaluación relativa a comer sin distracciones

1. Señala con una *X* cualquiera de las actividades en las que te impliques mientras estás comiendo:

- ❑ ver la televisión o una película
- ❑ enviar mensajes de texto
- ❑ leer un libro
- ❑ leer una revista
- ❑ navegar por Internet
- ❑ leer o postear en redes sociales
- ❑ trabajar sentado frente a tu escritorio
- ❑ llevar a cabo tareas domésticas
- ❑ revisar tu correo
- ❑ revisar tu correo electrónico o tus mensajes de voz
- ❑ chequear tu teléfono inteligente
- ❑ jugar a juegos digitales
- ❑ crear listas de cosas que hacer
- ❑ leer el periódico
- ❑ leer el texto que aparece en la caja de los cereales
- ❑ ir de un lado a otro
- ❑ conducir
- ❑ hablar por teléfono
- ❑ preparar la comida que tus hijos se llevarán al colegio
- ❑ otros: ____

2. Revisa los apartados que has marcado y luego piensa en la frecuencia con la que te implicas en cualquier tipo de forma de comer con distracciones.

- ❑ Durante cada comida
- ❑ Durante la mayoría de las comidas
- ❑ Sólo durante el desayuno
- ❑ Sólo durante la comida
- ❑ Sólo durante la cena
- ❑ Sólo durante los tentempiés

3. Vuelve a pensar en cuándo te involucras en estas actividades mientras estás comiendo. ¿En qué casos recuerdas verte claramente distraído de tu comida?

____

____

____

4. ¿Qué miedos o pensamientos de malestar surgen en tu caso (si es que lo hacen) cundo piensas qué tal sería comer sin involucrarte en actividades que te distraigan?

____

____

____

5. ¿Qué necesitas para sentirte preparado para comer sin distracciones? Puede que debas asegurarte de disponer de suficiente tiempo, que debas comer en una habitación alejada de tu televisor u ordenador, o que tengas que llegar a un acuerdo con tus familiares o compañeros de piso al respecto.

____

____

____

6. En condiciones óptimas, sería importante evitar cualquier actividad que pudiera distraerte de las cualidades sensuales del alimento, pero eso suele suponer un paso demasiado grande para algunas personas. Describe un paso que podrías dar para comer sin distracciones como, por ejemplo: «Comeré sin distracciones durante varias de mis cenas durante una semana».

____

____

____

La hora de la comida como tiempo sagrado: genera el ambiente óptimo para comer

Tanto si comes solo como si lo haces con otras personas, comer es un momento para conectar con tu cuerpo y nutrirlo, especialmente durante las comidas (aunque la satisfacción de tomar un tentempié no debería considerarse algo intrascendente). Si te encuentras acompañado de tu familia, amigos o compañeros de trabajo es también momento de conectar con otras personas; pero la conexión es difícil cuando hay distracciones no deseadas. Es importante que generes una experiencia a la hora de comer que sea tan buena como sea posible: agradable, relajada y libre de distracciones. Hay dos formas clave de hacer esto: marcando unos límites y creando un ambiente agradable. Revisa las afirmaciones que aparecen listadas a continuación y marca las ideas que estarías dispuesto a probar.

Marca unos límites	Crea un entorno agradable
❑ Apaga todos los aparatos electrónicos, incluyendo los usados por otros miembros de la familia, con la excepción de la música de fondo. A no ser que sea completamente necesario, no contestes al teléfono durante las comidas.	❑ Designa un lugar para comer, como la mesa de la cocina o del comedor.
❑ Impón la expectativa de que las horas de la comida no son el momento de debatir sobre discrepancias.	❑ Pon la mesa con su cubierto (con un plato, los cubiertos y una servilleta) de forma habitual.
❑ Come sentado, y no de pie.	❑ Genera un ambiente agradable poniendo música, encendiendo una vela o poniendo flores en la mesa.

El club de acabarse lo que hay en el plato

Acabarse toda la comida que hay en el plato, independientemente de la cantidad servida, supone un patrón externo a la hora de comer y una barrera para experimentar la saciedad, desconectándote de las señales interiores de tu organismo. En su lugar, el momento en el que paras es cuando tu plato está vacío, independientemente de tu nivel inicial de hambre y tu nivel posterior de saciedad. Este tipo de forma de comer también es habitual con las comidas precocinadas: comemos hasta acabárnoslas, hasta que el envase está vacío. La conocida norma de tus padres durante tu infancia evoluciona para convertirse en un patrón habitual e incluso en una expectativa. Hay otros factores que pueden desencadenar que te acabes toda la comida del plato, entre los que se incluyen tener demasiada hambre, comer demasiado rápido o el miedo a la privación.

Valoración del plato vacío

El siguiente conjunto de preguntas te ayudará a evaluar tendencias relativas a acabarte toda la comida de tu plato y a cómo trabajar con este patrón habitual, lo que no resulta de utilidad para el proceso de la dieta intuitiva.

1. Lee las afirmaciones que aparecen a continuación y marca los factores relacionados con dejar el plato vacío que se apliquen en tu caso.

   - ❑ Crecí en una familia numerosa y había una gran competencia a la hora de las comidas. Mi madre ponía toda la comida sobre la mesa. Si no me hacía con mi ración, salía perdiendo, ya que me encontraba con que la comida había desaparecido.
   - ❑ Crecí con una sensación de escasez de comida. A veces no sabía si tomaríamos la siguiente comida, así que insistía en comérmelo *todo*.
   - ❑ A veces apenas se servía la cantidad justa de comida, y se esperaba de ti que te la comieras toda.
   - ❑ Cuando me siento a la mesa a la hora de las comidas, suelo estar famélico, y siento un gran apremio por comer (y por comer muy rápido).
   - ❑ Acabarme toda la comida del plato fue un valor en el que fui educado. Se consideraba un desperdicio dejar algo de comida en el plato.
   - ❑ Cuando me sirven una pieza de comida completa, como, por ejemplo, un bocadillo, me lo como automáticamente entero.
   - ❑ Cuando me como un envase de comida, como, por ejemplo, unas patatas fritas, me como, automáticamente, todo el paquete.
   - ❑ Me siento culpable si no me como toda mi comida.
   - ❑ Cuando estoy en un restaurante, tiendo a comer en exceso para hacer valer el dinero que he pagado por la comida.
   - ❑ Cuando estoy comiendo en un bufet libre tiendo a llenar mi plato y regreso para servirme más porciones, incluso aunque esté lleno, para así hacer valer el dinero que he pagado por la comida.
   - ❑ Cuando era niño tenía que acabarme toda la comida del plato para que me dieran el postre.
   - ❑ Como muy rápido y suelo acabar de comer antes que todos los demás que hay a la mesa.
   - ❑ Me preocupa herir los sentimientos de la gente si han preparado una comida y esperan de mí que me la coma, incluso aunque esté demasiado lleno.

2. Revisa los factores relacionados con dejar el plato vacío que se aplican en tu caso y responde a las siguientes preguntas:

   A. ¿Qué porcentaje de las veces te acabas todo lo que hay en el plato?

   - ❑ Rara vez
   - ❑ En menos de la mitad de las comidas
   - ❑ En más de la mitad de las comidas
   - ❑ En todas mis comidas

   B. Consideras que acabarte todo lo que hay en tu plato es ______________________________

   - ❑ Un hábito automático
   - ❑ Un valor (nota: si experimentas culpabilidad por dejar algo de comida en el plato, probablemente se trate de parte de tu sistema de creencias o de un valor personal).

   C. Si eres una persona que se acaba toda la comida del plato, ¿cuán difícil sería para ti dejar sólo uno o dos bocados de comida en el plato si te sintieras lleno antes de decidir acabártelo todo?

   - ❑ No me resultaría difícil en absoluto
   - ❑ Me resultaría un tanto difícil
   - ❑ Me resultaría muy difícil

3. Actividad práctica. Para romper la tendencia de comerte, automáticamente, toda la comida de tu plato o de un envase, intenta dejarte uno o dos bocados sin comer. El objetivo es romper el hábito de comer sin tener en cuenta tu nivel de saciedad. Practicar esta técnica te ayudará a generar las pausas que resultarán necesarias para valorar tus niveles de saciedad durante las siguientes actividades.

Disruptor automático de hábitos: experimento consistente en comer con la mano izquierda

Puede que un hábito muy desarrollado como dejar tu plato vacío o comer rápido no sea sensible a las señales de saciedad por estar muy condicionado y asentado, pero cuando la automaticidad de un hábito se interrumpe, es más fácil que sigas hasta el final con tus intenciones, como dejarte comida en el plato cuando estés agradablemente satisfecho. Esta actividad que presentamos a continuación aporta una forma novedosa de interrumpir la naturaleza propia de un piloto automático de estos hábitos, lo que te permitirá saborear la comida y, en ultimo término, estar más conectado con las sensaciones físicas de una saciedad incipiente.

La siguiente técnica se basa en un inteligente estudio en el que simplemente se pidió a los participantes que comieran con su mano no dominante mientras veían una película (Neal *et al.*, 2011). En la primera parte del estudio, los participantes comieron con su mano dominante, y se vieron mínimamente influidos por su nivel de hambre o la palatabilidad de las palomitas de maíz. (Se les dieron las mismas cantidades de palomitas de maíz *rancias* o recién hechas y no se dieron cuenta de las palomitas de calidad inferior). En la segunda parte del estudio, a los participantes se les dio una caja especial de palomitas de maíz que tenía un asa vertical a un lado. Para evitar que los participantes usasen su mano dominante se les indicó que pasaran su mano dominante entre el asa y la caja y que sostuviesen la caja de esta forma durante toda la película. El resultado fue que comieron menos palomitas de maíz, especialmente si estaban rancias, porque los participantes eran más conscientes de lo que estaban haciendo y sus acciones ya no eran automáticas.

Así pues, en la siguiente actividad, comerás con tu mano no dominante (la mano izquierda en el caso de la mayoría de las personas). Esta actividad es mejor llevarla a cabo en la intimidad de tu hogar. Necesitarás hacer algo para asegurarte de no empezar a usar tu mano dominante de forma inconsciente, como, por ejemplo, sujetártela pegada a tu pierna o cintura con un cinturón. También puedes, sencillamente, deslizarla bajo tu muslo o mantenerla tras tu espalda mientras estés comiendo, pero deberás permanecer muy consciente de ello. Deberías llevar a cabo este experimento durante una comida, cuando no seas interrumpido y cuando dispongas de suficiente tiempo para comer.

Consume tu comida con tu mano no dominante y toma nota de:

- las sensaciones de la saciedad incipiente mientras estás comiendo y
- la velocidad a la que estás comiendo.

Después de completar el experimento, responde a las siguientes preguntas:

1. ¿Cuánto tiempo te ha llevado consumir tu comida? ¿Cuán similar o diferente ha sido la duración de tu comida en comparación con tus comidas habituales?

____

____

____

2. ¿Te ha resultado más fácil identificar las sensaciones propias de una saciedad incipiente? ¿En qué momento, durante la comida, empezaste a experimentarla?

____

____

____

3. ¿Cómo comerías si pudieras comer así (a esta velocidad y con estas mismas sensaciones de saciedad) cuando empleases tu mano dominante?

____

____

____

Aprender a decir «no»

En situaciones sociales, es frecuente que la gente te ofrezca más comida. A veces el anfitrión estará, simplemente, siendo educado y cortés, pero algunas personas ganan en autoestima cuando otras comen lo que han cocinado, especialmente si se trata de una receta especial. Sin embargo, es importante que hagas caso a tu cuerpo. No es responsabilidad tuya hacer a alguien feliz por consumir más comida a expensas de tu cuerpo y tu bienestar. Incluso aunque te lo pidan repetidamente, si no quieres comer más, no tienes por qué cambiar tu respuesta. Aquí tenemos algunas formas en las que puedes decir «No» a otro ofrecimiento de comida. Marca las afirmaciones que concuerden contigo.

	1. No, gracias.
	2. Me encantaría comer más, pero probablemente no podría dar otro bocado sin sentirme desagradablemente lleno.
	3. Tu postre [o el plato que sea] tiene un aspecto delicioso, pero estoy, de verdad, demasiado lleno como para comer nada más. Sin embargo, me encantaría llevarme un poco a casa si sobra algo.
	4. No, gracias, de verdad.
	5. ¡Vaya! ¡Ese plato tiene un aspecto fantástico! Estoy, de verdad, demasiado lleno para probarlo, pero me encantaría que me dieses la receta, si quieres compartirla.
	6. Acabo de cenar y no era consciente de que fueras a servir una comida en tu fiesta. Todo tiene un aspecto delicioso, pero estoy, de verdad, demasiado lleno como para comer nada más. Sin embargo, me encantaría llevarme algunas sobras si te quedan demasiadas.
	7. Te agradezco de verdad que hayas preparado mi plato favorito. Tiene un aspecto delicioso, y sé que habrás dedicado mucho tiempo a cocinarlo. De verdad que me gustaría comérmelo cuando pueda saborearlo y disfrutarlo, pero ahora estoy demasiado lleno.
	8. No, gracias una vez más, pero es que no me sentiría físicamente bien si comiera más de tu deliciosa comida. No creo que quieras que me sienta enfermo.
	9. Incluso un simple bocado más de comida es demasiado para mi cuerpo justo ahora. Gracias por respetar mi deseo de seguir sintiéndome a gusto.
	10. Sí, es verdad que suelo decir que sí a tus ofrecimientos de comida, pero estoy trabajando en serio en escuchar a mi cuerpo por el bien de mi salud y mi bienestar, y he comido suficiente, gracias.

Consejo útil: haz que tu decisión oficial para dejar de comer sea un acto consciente. Si tiendes a ser una persona que deja el plato vacío y estás comiendo acompañado de otras personas, quizás desees reforzar tu postura de dejar de comer haciendo algo para convertirla en un acto consciente, como poner objetos en tu plato. Esta sencilla acción ye ayudará a evitar que piques la comida restante.

Las características de la saciedad

Hay muchas formas en las que la gente experimenta la saciedad. Aquí tenemos alguna de aquellas en las que puedes experimentar los signos de la saciedad durante y después de una comida. Señala las afirmaciones que se apliquen en tu caso.

- ❑ Estómago: mucha gente experimenta una sensación de saciedad en su estómago que va desde una ligera distensión hasta pesadez e hinchazón.
- ❑ Cabeza: mucha gente experimenta menos pensamientos acerca de la comida y comer. El deseo de comer se ve reducido.
- ❑ Humor: mucha gente siente un cambio de humor y empieza a sentirse bien o relajada.
- ❑ Energía: algunas personas se sienten reenergizadas. Sin embargo, otras se sienten somnolientas después de comer.
- ❑ Otras: ______________________________

La aparición de la saciedad

Algunas personas dejan de comer cuando, de repente, se sienten incómodamente llenas. Esta súbita aparición de una saciedad extrema surge del hecho de no prestar atención a las sensaciones emergentes de saciedad. Estas sensaciones son sutiles y es fácil pasarlas por alto si no estás en contacto con tu organismo. Para mucha gente, esto requiere ralentizar el proceso de comer. Las siguientes actividades te ayudarán a identificar las sensaciones propias de la saciedad.

La conciencia interoceptiva con una actividad consistente en beber agua

Si has estado comiendo con distracciones, esto puede alentar un estado de tipo disociativo en el que, desde el punto de vista comportamental, estés comiendo, pero tu mente haya abandonado tu cuerpo. En lugar de prestar atención a las sensaciones propias del hecho de comer, la mente está prestando atención a otra actividad, como ver la televisión. En esta situación, la sensación incipiente de saciedad puede parecernos un misterio, a no ser que sea profundamente desagradable. En el capítulo 2 «Haz caso a tu hambre», hemos hablado de la conciencia interoceptiva, que es la capacidad de percibir las sensaciones físicas que surgen del interior de tu organismo. La conciencia interoceptiva requiere tu atención.

Las investigaciones muestran que una actividad concreta consistente en beber agua y llamada *prueba estandarizada de carga de agua* puede ayudarte a identificar la sensación de distensión del estómago que normalmente se relaciona con la saciedad (Herbert *et al.*, 2012). Se ha demostrado que es un indicador válido para la percepción de la saciedad tanto en personas sanas como en gente con trastornos gastrointestinales. Ésta es una forma de practicar la percepción de las sensaciones físicas relacionadas con la saciedad. Queremos hacer hincapié en que el objetivo de la actividad consiste en relacionar las sensaciones propias de la saciedad: su intención *no* es la de engañar a tu cuerpo para que te llenes. (Además, tu cuerpo es demasiado listo para eso. Cuando se le intente engañar para que se sienta lleno con una gran cantidad de agua, acabará reconociendo el engaño y seguirá indicando que necesita que lo nutran).

Actividad consistente en beber agua

Para este ejercicio necesitarás entre dos y cuatro tazas de agua sin gas a temperatura ambiente y un período de cinco minutos sin interrupciones ni distracciones. Cuando estés listo, empieza a beberte el agua. No hay necesidad de precipitarse ni de engullir el agua.

- Percibe las sensaciones propias de tragarte el agua y cómo ésta desciende por tu esófago.
- No dejes de beber hasta que sientas las primeras señales de saciedad.

Cuando hayas reconocido las sensaciones propias de la saciedad, responde a las siguientes preguntas:

1. ¿Cuánta agua has bebido aproximadamente?

____

2. Describe las sensaciones propias de tragarte el agua y de que ésta descienda por tu esófago.

____

____

____

3. ¿En qué se parecen o diferencian estas sensaciones de la experiencia de la saciedad cuando consumes alimento?

____

____

____

Practica la actividad consistente en beber agua con tanta frecuencia como lo necesites para así familiarizarte con las sensaciones físicas relacionadas con la saciedad.

Factores que influyen en la saciedad

Hay varios factores que influyen en cuánta comida te hace falta para experimentar una saciedad agradable:

- *Tu nivel inicial de hambre.* Si empiezas a comer sin tener hambre, no dispondrás de una brújula para el contraste de la saciedad, ya que no dispondrás de un hambre con el que compararla.
- *Permiso incondicional para comer con sintonización.* Si no has hecho las paces completamente con la comida (principio número 3), entonces dejar de comer debido a la saciedad puede parecer una propuesta difícil. Es difícil dejar de comer si crees que nunca volverás a comer cierto alimento nunca más.
- *El momento oportuno.* La cantidad de tiempo que haya transcurrido desde tu última comida o tentempié influirá en tus niveles de saciedad. Para mantener equilibrados tu energía y tus niveles de azúcar en sangre deberás, generalmente, comer cada entre dos y seis horas.
- *Cantidad de alimento.* La cantidad de alimento que hayas consumido en una comida o tentempié anterior influirá en cuándo sientes hambre y cuánta comida será necesaria para que alcances una saciedad agradable.
- *Influencia social.* Varios estudios han mostrado que la presencia de gente en una comida tiende a hacer que aumente la cantidad de alimento ingerido. Puede que esto se deba a las distracciones, la presión social o a la simple inconsciencia.
- *Tipo de alimento.* El tipo de alimento que consumas influirá no sólo en tu nivel de saciedad, sino también en el tiempo que dura ésta. Los alimentos que aportan mucho volumen (que contienen

mucha fibra), por ejemplo, te harán sentir saciado, pero si además son pobres en calorías, como sucede en el caso de las verduras o las palomitas de maíz hechas con aire caliente, no serán saciantes. Los alimentos más ricos en grasas, como el aguacate, nos harán sentir saciados durante más tiempo. La siguiente actividad estudia esta cuestión en mayor profundidad.

Descubre la saciedad y la duración aportadas por la comida

Es de utilidad ser consciente de cómo los distintos tipos de alimentos afectan a tu nivel de saciedad.

Alimentos que incrementan la saciedad

Algunos tipos de alimentos contribuyen a la sensación de una saciedad agradable:

Proteínas. El nivel de proteínas en tus comidas o tentempiés ayuda a incrementar los niveles de saciedad. Los alimentos ricos en proteínas incluyen la carne, las legumbres, el pollo, los frutos secos, el yogur y el pescado.

Grasas. Las grasas contribuyen de dos formas a la saciedad. En primer lugar, la presencia de grasas en una comida ralentiza la velocidad de digestión. Las grasas son, además, la parte de la comida que se digiere más lentamente. Desempeñan un papel importante en la prolongación de la saciedad. Los alimentos ricos en grasas incluyen los frutos secos, los aliños para las ensaladas, los aceites, la mantequilla, las mantequillas de frutos secos, los productos lácteos enteros y el aguacate.

Carbohidratos. Los carbohidratos aportan volumen, que contribuye a la saciedad. Estos alimentos también ayudan a mantener unos niveles normales de azúcar en sangre, que son esenciales para proporcionar energía a nuestras células. Los alimentos ricos en carbohidratos incluyen la pasta, el pan, el arroz, las legumbres y la fruta.

Fibra. La fibra es un tipo de carbohidrato indigestible que aporta volumen y ralentiza la absorción de los carbohidratos hacia el interior del torrente sanguíneo. Es la razón por la cual un bocadillo con pan de trigo integral puede resultar un poco más saciante que uno con pan blanco, que contiene menos fibra.

Alimentos que proporcionan saciedad durante poco tiempo

Este tipo de alimentos contribuye a la sensación temporal de saciedad, pero se trata de una saciedad efímera, ya que son alimentos pobres en calorías. Ésta es la razón por la cual podrías, por ejemplo, ingerir una comida consistente en una gran ensalada de verduras (sin aliño ni picatostes) acompañada de un vaso grande de té helado sin azúcar y sentirte verdaderamente saciado, pero luego acabar teniendo hambre tan sólo una o dos horas después. O puede que hayas experimentado una sensación confusa al comer estos alimentos: te sientes físicamente saciado, pero, pese a ello, sientes que te falta algo. Sientes como si estuvieras al acecho y siguieras necesitando comer. Nuestros pacientes suelen describir esto como una sensación de intranquilidad y búsqueda de alimento: no están satisfechos.

Mucho volumen y pocas calorías. Estos tipos de alimentos son, generalmente, las verduras y algunas frutas.

«*Alimentos aéreos*». Este tipo de alimentos suelen resultarles familiares a las personas que hacen dieta. Los alimentos aéreos te llenan el estómago, pero aportan poca energía (calorías), si es que la aportan. Se trata, normalmente, de alimentos dietéticos, como las tortitas de arroz, los cereales inflados y las bebidas sin azúcar.

Alimentos con edulcorantes artificiales y alimentos pobres en carbohidratos. Estos alimentos tienden a reemplazar a los carbohidratos por polialcoholes y fibra indigestible. Estas sustituciones pueden hacer que te sientas satisfecho temporalmente (y si se consumen en exceso, pueden provocar hinchazón y malestar). Entre estos alimentos se incluyen algunas barritas energéticas, la gelatina sin azúcar, los postres pobres en carbohidratos y los aperitivos.

Prácticas con tentempiés saciantes

Para experimentar cómo los distintos alimentos afectan a tu nivel de saciedad escoge, a lo largo del próximo par de días, por lo menos uno de los experimentos pareados de alimentos que aparecen a continuación con los que probar. Asegúrate de probarlo en un momento en el que estés sintiendo hambre. Además, lo mejor sería que hicieras que tus otras comidas fueran tan idénticas como fuese posible durante esos días (comer las mismas cosas y a la misma hora cada día), de modo que un desayuno más saciante o una comida posterior no afecten al nivel de saciedad aportado por el tentempié. Prueba, bajo esas condiciones controladas, un batido de frutas un día y un bocadillo de mantequilla de cacahuete y mermelada al siguiente para así comparar.

Opciones de tentempiés pareados

1	Batido de frutas	*frente a*	Bocadillo de mantequilla de cacahuete y mermelada
2	Cereales Special K con leche	*frente a*	Tostada con mantequilla de cacahuete
3	Gachas de avena tradicionales	*frente a*	Cereales de arroz inflado
4	Un puñado de pasas	*frente a*	Un puñado de almendras
5	Barrita energética	*frente a*	Café con leche desnatada
6	Manzana	*frente a*	Manzana con mantequilla de cacahuete
7	Mantequilla de frutos secos con pan de trigo integral	*frente a*	Mantequilla de frutos secos con pan blanco
8	Un vaso de leche	*frente a*	Un vaso de zumo de fruta
9	Queso y galletas saladas integrales	*frente a*	Queso y tortitas de arroz
10	Barrita de muesli	*frente a*	Yogur griego y frutos del bosque

Experimento sobre la saciedad aportada por tentempiés

Anota la pareja de tentempiés que estás planeando comer para compararlos. Rodea con un círculo la cantidad de horas durante las cuales ese tentempié te ha mantenido saciado hasta haber vuelto a tener hambre.

Pareja de tentempiés elegida	Reaparición del hambre (horas después)									
Ejemplo — Tentempié: batido de fruta	0.5	1.5	2.0	2.5	3.0	3.5	4.0	4.5	5.0	5.5
Ejemplo — Aperitivo B: bocadillo de mantequilla de cacahuete y mermelada	0.5	1.5	2.0	2.5	3.0	3.5	4.0	4.5	5.0	5.5
	0.5	1.5	2.0	2.5	3.0	3.5	4.0	4.5	5.0	5.5
	0.5	1.5	2.0	2.5	3.0	3.5	4.0	4.5	5.0	5.5
	0.5	1.5	2.0	2.5	3.0	3.5	4.0	4.5	5.0	5.5
	0.5	1.5	2.0	2.5	3.0	3.5	4.0	4.5	5.0	5.5

Reflexión

Describe uno de los experimentos con los tentempiés que has probado. ¿Qué esperabas que sucediese?

___

___

¿Qué tentempié te ha mantenido saciado durante más tiempo antes de volver a tener hambre?

___

___

¿Por qué crees que un tentempié concreto te ha mantenido saciado durante más tiempo?

___

___

¿Cómo puedes aplicar lo que has descubierto a tus tentempiés para así hacer que te mantengan saciado durante más tiempo (si así lo deseas)?

___

___

Descubre comidas con la capacidad de mantenerte saciado durante mucho tiempo

Desarrollemos lo que has aprendido sobre el tiempo durante el cual un tentempié te mantiene saciado y apliquémoslo a las comidas. Además de valorar las cualidades saciantes a lo largo del tiempo de una comida, también estarás prestando atención a cómo la sensación de saciedad va disminuyendo después de consumir una comida.

Escoge, en la siguiente hoja de trabajo, algunas de tus comidas favoritas o habituales a lo largo de la semana para valorarlas. Para evaluar cuánto tiempo dura la sensación de saciedad, puntuarás tu nivel de saciedad cada treinta minutos a lo largo de un período de dos horas tras una comida. En la última columna anota cuánto tiempo te llevó volver a tener hambre (podría oscilar entre una y seis horas después de la comida).

Hoja de trabajo para llegar a conocer la saciedad

Comida (anota la fecha, la hora, el tipo de comida y la cantidad aproximada)	Duración de la saciedad después de la comida (minutos)	Valoración del nivel de saciedad (0-10)	Reaparición del hambre (horas después)
	30 minutos	0 1 2 3 4 5 6 7 8 9 10	
	60 minutos	0 1 2 3 4 5 6 7 8 9 10	
	90 minutos	0 1 2 3 4 5 6 7 8 9 10	
	120 minutos	0 1 2 3 4 5 6 7 8 9 10	
	30 minutos	0 1 2 3 4 5 6 7 8 9 10	
	60 minutos	0 1 2 3 4 5 6 7 8 9 10	
	90 minutos	0 1 2 3 4 5 6 7 8 9 10	
	120 minutos	0 1 2 3 4 5 6 7 8 9 10	
	30 minutos	0 1 2 3 4 5 6 7 8 9 10	
	60 minutos	0 1 2 3 4 5 6 7 8 9 10	
	90 minutos	0 1 2 3 4 5 6 7 8 9 10	
	120 minutos	0 1 2 3 4 5 6 7 8 9 10	
	30 minutos	0 1 2 3 4 5 6 7 8 9 10	
	60 minutos	0 1 2 3 4 5 6 7 8 9 10	
	90 minutos	0 1 2 3 4 5 6 7 8 9 10	
	120 minutos	0 1 2 3 4 5 6 7 8 9 10	

Reflexión

Revisa tu Hoja de trabajo para llegar a conocer la saciedad y luego responde a las siguientes preguntas:

¿Qué tipo de comidas te han ayudado a mantener tu nivel de saciedad? ¿Durante cuánto tiempo?

____

____

¿Qué tipos de alimentos has consumido que no te proporcionarán sustento durante varias horas (es decir, que te hicieran sentir hambre de nuevo demasiado pronto después de la comida)?

____

____

Basándote en tus experiencias, describe los componentes de una comida que te proporcionaría sustento durante varias horas.

____

____

Describe la tendencia de tus niveles de saciedad cuando los evaluaste cada treinta minutos a lo largo de un período de dos horas después de una comida.

____

____

Describe cualquier sorpresa o experiencia inesperada al intentar conocer tus niveles de saciedad procedentes de las comidas.

____

____

Escala de descubrimiento del nivel de saciedad

Para sintonizar de verdad con los matices de tu nivel de saciedad necesitarás mucha práctica para escucharla. Controla, mediante el empleo del Diario de la escala de descubrimiento de tu nivel de saciedad, tu índice de hambre y de saciedad, la calidad de la saciedad y los alimentos consumidos en la comida o el tentempié. Intenta ser preciso con respecto a la hora a la que comiste, ya que esto te ayudará a ver cualquier patrón y tendencia relacionada con la intensidad de tu hambre entre comidas. Haz esto durante varios días. (Quizás quieras hacer copias del diario).

En el diario, valora, en primer lugar, tu hambre, rodeando con un círculo el número que mejor refleje tu nivel de hambre antes de tu comida o tentempié. Luego empieza a comer, pero detente a mitad de tu tentempié o comida y valora: (1) el sabor de la comida, y (2) cualquier sensación de hambre decreciente y saciedad emergente. Por último, cuando hayas comido suficiente, valora tu nivel de saciedad del 0 al 10. Anota la calidad de tu nivel de saciedad: ¿es agradable, desagradable o neutra? En la última columna, anota si estabas realizando otra actividad al mismo tiempo que comías (como, por ejemplo, leer, navegar por Internet, escribir mensajes de texto, etc.).

Diario de la escala de descubrimiento de tu nivel de saciedad

Hora	Nivel de hambre	Nivel de saciedad	Calidad de la saciedad			Comida o alimento consumido	¿Actividad simultánea?
			Agradable	Desagradable	Neutra		
	0 1 2 3 4 5 6 7 8 9 10	0 1 2 3 4 5 6 7 8 9 10					
	0 1 2 3 4 5 6 7 8 9 10	0 1 2 3 4 5 6 7 8 9 10					
	0 1 2 3 4 5 6 7 8 9 10	0 1 2 3 4 5 6 7 8 9 10					
	0 1 2 3 4 5 6 7 8 9 10	0 1 2 3 4 5 6 7 8 9 10					
	0 1 2 3 4 5 6 7 8 9 10	0 1 2 3 4 5 6 7 8 9 10					

Reflexión sobre las valoraciones de tu nivel de saciedad

Revisa las valoraciones de tu nivel de saciedad en busca de tendencias y patrones. Luego contesta a las siguientes preguntas:

¿En qué momento solías percibir las sensaciones de saciedad? ¿Quizás con un 6? ¿Puede que con un 8?

____

____

____

Para cuando dejabas de comer debido a la saciedad, ¿tendía tu experiencia de la saciedad a ser agradable, desagradable o neutra?

____

____

¿Qué tendencias apreciaste entre tus valoraciones de hambre y de saciedad? Si, por ejemplo, has empezado a comer con una valoración desagradable de hambre de un 2 o menos, ¿hizo falta que consumieras más comida para experimentar saciedad?

____

____

Si estabas implicado en otra actividad mientras estabas comiendo, ¿qué impacto ha tenido en la valoración de tu saciedad?

____

____

¿Qué tipos de alimentos has consumido que te hayan ayudado a estar agradablemente saciado?

¿Ha habido algún alimento del que tuvieras que consumir una cantidad superior a la normal para sentirte saciado? Si es así, ¿ha habido alguna relación entre tu nivel inicial de hambre o cualquier actividad simultánea en la que estuvieras implicado?

El umbral del último bocado

Al empezar a estar más familiarizado con las varias sensaciones propias de la saciedad, podrás identificar *el umbral del último bocado*, que es el criterio de valoración (por ahora). Se trata de una experiencia sutil. Te vuelves consciente de que simplemente un bocado más será probablemente tu momento para parar y así tener un nivel de saciedad agradable. El elemento clave para percibir este umbral consiste en prestar atención. En ese aspecto ya dispones de algo de experiencia, ya que has practicado los ejercicios relativos a la saciedad en este capítulo. Para la mayoría de la gente, prestar suficiente atención a su nivel de saciedad para así percibir el umbral del último bocado llevará más práctica y paciencia. Hay algunos pasos concretos que pueden ayudarte a incrementar tu conciencia sobre el umbral del último bocado:

- Cuando acabes de comer, reflexiona sobre cómo te sientes físicamente. Contacta de verdad y percibe las sensaciones de tu saciedad. Permanece con estas sensaciones durante algunos minutos.
- A continuación pregúntate: «¿Cómo me sentiría si hubiera parado algunos bocados antes?». Percibe los pensamientos que surgen. Puede que notes cierta curiosidad y un deseo de examinar esta idea en tu siguiente comida. Quizás esta idea te resulte amedrentadora. Puede que la idea te parezca triste. No pasa nada. Simplemente percibe estos sentimientos sin juzgarlos y anota aquí tus pensamientos:

Si te sientes preparado para parar algunos bocados antes, pasa a la siguiente actividad: el Experimento del umbral del último bocado. Para completar este experimento adecuadamente necesitarás estar en un lugar en el que puedas reconocer la saciedad general. Si todavía no has alcanzado ese punto, no pasa nada: simplemente significa que necesitas más práctica en el trabajo con el Diario de la escala de descubrimiento de tu nivel de saciedad. Recuerda que convertirte en una persona que se alimenta de forma intuitiva no es una carrera y que es importante trabajar a un ritmo en el que te sientas cómodo.

El experimento del umbral del último bocado

Escoge una comida que vaya a ser relajada y vaya a estar libre de distracciones.

1. Empleando las técnicas descritas en las instrucciones para el «Diario de la escala de descubrimiento de tu nivel de saciedad», tómate una pausa prolongada cuando te encuentres en el punto de detectar la ausencia de hambre y la aparición de la saciedad (ése es el paso número 2).
2. Estima, más o menos, cuántos bocados más te llevará estar agradablemente saciado (nótese que no tienes la necesidad de estimar el número exacto de bocados), y marca, de manera provisional, ese punto como tu momento para parar.
3. Sigue comiendo con una conciencia profunda con cada bocado de comida.

    - Percibe la sensación que te aporta la comida en la boca y su sabor.
    - Después de tragar, advierte cómo se siente tu cuerpo.
    - Antes de tomar el siguiente bocado, pregúntate si es posible que ese siguiente bocado sea el último para ti. Si tu intuición te dice que sí, plantéate detenerte alcanzado este punto.

4. Nota cómo te sientes. Puede que sea importante que te recuerdes que puedes seguir comiéndote el resto de este alimento o comida concreto en otra ocasión. Recuerda que no hay alimentos prohibidos.

Cuanto más practiques esta actividad, más experto serás a la hora de reconocer el umbral del último bocado. Reflexiona sobre tu experiencia.

Resumen

En este capítulo has aprendido distintas formas de conectarte a la sensación de saciedad y cómo superar las barreras para responder a esta señal de una forma oportuna y significativa. Has descubierto cierto número de factores que afectan a la saciedad, incluyendo a las otras personas presentes cuando estás comiendo, la hora a la que comiste por última vez, los tipos de alimentos que estés consumiendo y tu nivel inicial de hambre. En el siguiente capítulo descubrirás la importancia del factor de la satisfacción a la hora de comer, que es el núcleo de los principios de la dieta intuitiva.

Capítulo 6

Principio número seis

Descubre el factor de la satisfacción

Los japoneses poseen la sabiduría de promover el placer como uno de sus objetivos de una vida sana. En nuestro furor por estar delgados y sanos, solemos pasar por alto uno de los dones más básicos de la vida: el placer y la satisfacción que pueden encontrarse en la experiencia de comer. Cuando comas lo que realmente quieras, en un entorno acogedor y favorable, el placer que obtendrás será una fuerza poderosa para ayudarte a sentirte satisfecho y feliz. Proporcionándote esta experiencia te encontrarás con que hace falta mucha menos comida para decidir que ya has comido suficiente.

Por qué son importantes la satisfacción y el placer

> *«Nada resultaría más tedioso que comer y beber si Dios no hubiera hecho que fueran placenteros, además de una necesidad».*
>
> Voltaire

Lamentablemente, para tanta gente que vive conforme a nuestra cultura, el placer proporcionado por la comida promueve sentimientos de culpabilidad y de estar pecando y, por supuesto, hacer dieta entra de lleno en esta ética. Provoca que hagas sacrificios y te conformes con menos; pero si te conformas de manera regular con una comida poco satisfactoria o una experiencia poco apetecible en relación con la comida, el resultado no será la satisfacción, sino que más bien es probable que sigas buscando una comida satisfactoria incluso aunque ya no estés hambriento. Por suerte, los estudios muestran que el placer de comer de forma epicúrea (un concepto que implica un aprecio continuo por la estética de los alimentos, su valor simbólico y la búsqueda del placer) se correlaciona con unas porciones menores y un mayor bienestar, y pese a ello no está relacionado con un mayor índice de masa corporal (Cornil y Chandon, 2015). Come lo que de verdad te resulte satisfactorio y placentero, sin hacer juicios morales, y consigue una mejor salud psicológica y biológica. No es de sorprender que los franceses, que veneran el placer de la comida, tengan la tercera menor tasa de cardiopatías del mundo.

La satisfacción es el meollo de la rueda de la dieta intuitiva. Es la piedra angular de todos los principios de la dieta intuitiva (*véase* la Ilustración 6.1). Cada principio promueve tu capacidad para encontrar la mayor satisfacción posible en tu comida. Te encontrarás con que comer cuando estés

Satisfacción: el meollo de la dieta intuitiva

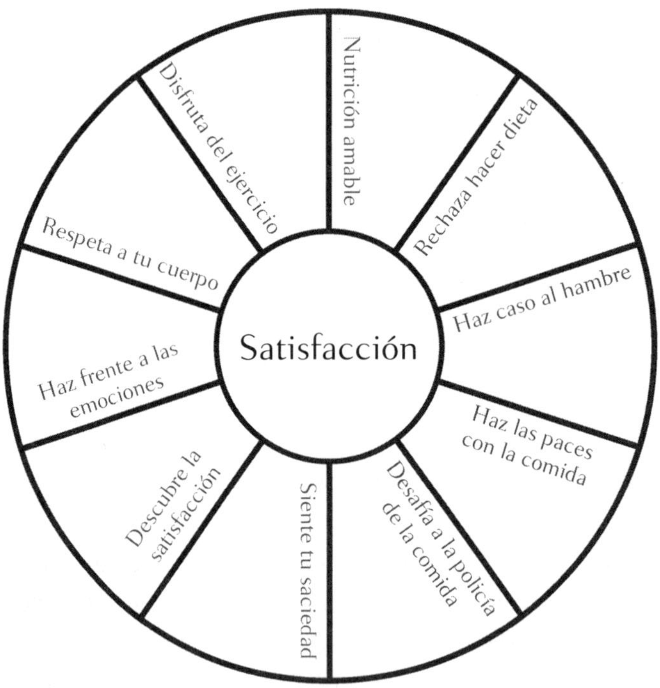
Satisfacción
Nutrición amable
Rechaza hacer dieta
Haz caso al hambre
Haz las paces con la comida
Desafía a la policía de la comida
Siente tu saciedad
Descubre la satisfacción
Haz frente a las emociones
Respeta a tu cuerpo
Disfruta del ejercicio

Ilustración 6.1. Satisfacción: el meollo de la dieta intuitiva.
Reimpreso con autorización de Tribole y Resch, 2012 / St. Martin's Press.

moderadamente hambriento, en lugar de hacerlo cuando estés famélico o no tengas hambre en absoluto, te asegurará una mayor satisfacción. Cuando comas sin la mentalidad propia de las dietas, al tiempo que haces las paces con la comida y desafías a la policía de la comida, contarás con la libertad de descubrir la satisfacción. Obtendrás más placer de una comida si la consumes sin confusión emocional. El respeto por tu cuerpo llega con el agradecimiento por las maravillas de sus numerosas capacidades, incluyendo el disfrute de la comida. Mover tu cuerpo con regularidad y comer con la intención de sentirte físicamente bien te permitirá obtener una mayor satisfacción de la vida en general, y, en especial, de la comida.

Ten presente que hacer caso a cada uno de los principios de la dieta intuitiva te proporcionará la mejor oportunidad para obtener la mayor satisfacción posible de tus comidas. En este capítulo te aportaremos ejercicios para ayudarte a comprender mejor esta conexión, de modo que recuperes la satisfacción y el placer por la comida.

¿Qué quieres comer de verdad?

Para sentirte satisfecho cuando comas, la primera pregunta que tienes que hacerte es: «¿Qué quiero comer *de verdad*?». Puede que esto te resulte difícil si nunca te han preguntado qué es lo que te gustaba o lo que querías comer. Empieza explorando tus experiencias con la comida cuando eras pequeño contestando a las siguientes preguntas:

- ¿Te dieron tus padres o cuidadores cualquier opción en cuanto a lo que te ponían para comer?
- ¿Había una mentalidad propia de hacer dieta o un foco extremo en consumir sólo alimentos saludables?
- ¿Había alimentos buenos, alimentos malos e incluso alimentos prohibidos en tu hogar?
- ¿Te castigaban si no seguías las normas de tu hogar relativas a la comida?
- ¿Era estresante comer como los miembros de tu familia? Puede que fueran excesivamente críticos con tus elecciones relativas a la comida.

Consideraciones sensoriales

Respeta las preferencias de tus papilas gustativas. Puede que tengas verdaderas preferencias o que hayas sentido aversión, toda tu vida, por ciertos sabores o alimentos, pero es importante que tengas en cuenta que tus gustos pueden variar con el tiempo. Puede que estuvieras envuelto en una batalla de rebeldía con la comida, pensando que no te gustaban ciertos alimentos, y sorprenderte al ver que ahora te gustan. Comprométete, como persona que se alimenta de forma intuitiva, a escoger aquellos alimentos con los que de verdad disfrutes sin aplicar un juicio moralista. Recuerda que sólo tú puedes saber lo que complace y satisface a tus papilas gustativas. No te conformes: si no te encanta no te lo comas, y, si te encanta, saboréalo.

Las siguientes preguntas te ayudarán a identificar qué es lo que quieres comer de verdad. Es de enorme utilidad que respondas a estas preguntas cuando estés moderadamente hambriento (quizás con un 3 o un 4 en la tabla «Descripción de las sensaciones de hambre y saciedad» del capítulo 2). A medida que vayas avanzando por las consideraciones sensoriales, pregúntate qué es lo que te apetece en este momento.

¿Qué sabor parece atractivo?

Piensa en estas cualidades gustativas: sabroso, dulce, salado, mantecoso, sustancioso, amargo, ácido, ahumado, picante y especiado, soso o suave.

¿Te aportaría satisfacción algo principalmente dulce como un ñame o una galleta? Piensa en las siguientes preguntas: ¿ha sido tu última comida principalmente dulce? ¿has comido algo como cereales edulcorados y una tostada con mermelada para desayunar?, ¿te estaría indicando el disfrute del sabor dulce de los alimentos que ya has consumido el sabor del que te gustaría disfrutar en este preciso momento?

____

____

Piensa en los alimentos salados (un pepinillo, por ejemplo), o quizás en un sabor sabroso, como el de la pasta con una sustanciosa salsa de tomate. Imagina ese sabor salado o sabroso en tu lengua. ¿Te apetece en este momento?

____

____

Ahora piensa en alimentos que sean suaves e incluso sosos, como quizás el requesón y la fruta. Imagina ese sabor suave en tu lengua y tu cuerpo. ¿Es éste el sabor adecuado para ti en este preciso momento?

¿Hay alguna otra sensación gustativa que te atraiga?

¿Qué textura parece interesante?

Piensa en las siguientes texturas que te puede ofrecer un alimento o comida: fluida, cremosa, crujiente, gomosa, crocante, desmenuzable, dura, blanda, hojaldrada, viscosa, pastosa, pegajosa, grasienta, seca, húmeda, densa, aguada, pesada, ligera o grumosa.

1. Imagina la sensación de un alimento fluido y sedoso, como un budín, en tu lengua.
2. Ahora piensa en comer algo crujiente. ¿Te gustaría masticar y sentir la textura crujiente de las hojas de lechuga de una ensalada o quizás de unos nachos de maíz?
3. Puede que justo ahora no te atraigan una textura suave o crujiente y que te parezca más apetecible una textura gomosa. Puede que un filete o el pan te aporten esa sensación.
4. ¿Hay alguna otra textura que te resulte más atractiva?
5. Puede que desees variedad de texturas en esta comida.
6. Puede que te encuentres con que ninguna de estas texturas esté a la altura en este momento y que prefieras disfrutar de la experiencia de beber en lugar de masticar. En tal caso, un batido de frutas podría satisfacerte.

¿Qué textura te apetecería en este preciso momento?

¿Qué alimento o alimentos te proporcionarían esa textura?

¿Qué aromas definidos son atractivos?

Gran parte del placer de la comida procede del olor. La gente que tiene un sentido del olfato reducido obtiene mucho menos placer al comer. Cada uno de los alimentos que has identificado anteriormente por sus sabores y texturas atractivos también pueden tener un aroma definido que puede resultarte atrayente o no.

En este momento, ¿hay algún aroma que te venga a la mente que despertaría el interés de tu paladar?

- ¿Te atraen el olor de los ajos o las cebollas asados, de un beicon chisporroteante, de un filete a la parrilla o de una pizza al horno?
- ¿Resultarían adecuados el aroma de un café caliente, de la canela o de la vainilla?
- ¿O de palomitas con mantequilla o de pan recién horneado?
- ¿Qué hay de un queso de olor intenso o de algo ahumado, o el aroma a pescado o a limón?

¿Qué temperatura de la comida te resulta tentadora?

Otra consideración sensorial es la temperatura de la comida. Imagina estar en casa mientras está lloviendo y hace frío fuera. Puede que estés sentado frente a una chimenea encendida y leyendo un buen libro cuando aparezcan las primeras señales del hambre.

¿Te parece bien un cuenco de sopa humeante en ese momento?

Ahora imagina que estás descansando en una tumbona en la playa, durante un caluroso día de verano, viendo cómo rompen las olas del océano.

Un cuenco de sopa quizás no encajaría en este escenario. ¿Te parecerían perfectos un batido frío o un cuenco con fruta y requesón fríos?

____

Piensa en la temperatura de tus bebidas para hacer que tu comida sea más satisfactoria.

Si quieres café, ¿lo prefieres caliente o tibio?

____

O quizás te apetezca un té: ¿con hielo o caliente?

____

Si estás pensando en beber agua, ¿la prefieres con hielo o a temperatura ambiente?

____

¿Qué hay del aspecto de la comida?

El aspecto de la comida en tu plato puede afectar a cómo será tu experiencia a la hora de comer. Experimenta con la siguiente imagen de una cena consistente en pollo. Visualiza un plato con una pechuga de pollo cocida, con la piel apenas hecha. Al lado tienes coliflor al vapor y algo de puré de patata. ¿Te resulta atractiva esta comida con unos colores apagados? ¿Te aporta esta imagen la idea de una comida agradable? Ahora transforma esa comida teniendo en cuenta el color. El pollo se ha asado y tiene unos tonos marrones dorados. Reemplaza la coliflor por unas puntas de espárragos a la parrilla y sustituye el puré de patata por ñames con un poco de canela. Sin tener en cuenta cuánto te guste o desagrade la comida que hay en ambos platos, piensa en qué medida afectan estos cambios en su aspecto a tu entusiasmo por consumirla.

Cuando pienses en lo que quieres comer de verdad, hazte las siguientes preguntas:

¿Me gustaría algo colorido y variado o un aspecto sencillo e insulso?

___

¿Cómo afectaría cualquiera de estos aspectos a la satisfacción proporcionada por tu comida?

___

___

Algunas otras facetas del aspecto de la comida podrían ser la altura vertical, como en el caso de una torre de comida; plana, como una quesadilla; distintas texturas, formas y tamaños en el plato; y la disposición de los alimentos (todo en un cuenco o en platos diferentes, como en el caso de un surtido de aperitivos o productos en un bufet.

¿Cómo te sientes con respecto al volumen y a la capacidad de una comida de proporcinarte sustento?
La última cualidad sensorial que examinar es el volumen de comida, que experimentarás en tu estómago más que a través de tus sentidos. Algunas comidas, como un copioso chile de alubias, se digieren lentamente. Si te comes una gran ensalada o unas verduras al vapor, te llenarán de inmediato, pero no te aportarán mucha saciedad, porque se digieren más rápidamente. Cuando estés eligiendo qué comer ten en cuenta lo siguiente:

¿Quieres algo contundente y copioso que te llene y te aporte sustento durante mucho tiempo, como unos macarrones con queso o un estofado de ternera?

¿O quizás desearías algo etéreo, ligero o pequeño que podría no llenarte el estómago ni dejarte satisfecho durante mucho tiempo, como palomitas de maíz, yogur o una barrita energética?

___

___

Ahora que hemos tenido en cuenta el sabor, la textura, el olor, la temperatura, el aspecto y el volumen de los alimentos potenciales que escogerás para una comida, almacena estas consideraciones sensoriales en tu mente. Recuérdalos cada vez que te preguntes: «¿Qué es lo que quiero comer de verdad en este preciso momento?». Piensa en cada uno de tus sentidos. Luego piensa en la comida en su conjunto. Puede que no seas capaz de satisfacer cada uno de tus sentidos en cada comida. Escoge los componentes que sean más importantes en ese momento.

La importancia de comer despacio y de forma consciente

El conocimiento interior, o conciencia, es una parte crítica de todo el proceso de la dieta intuitiva. Estar presente te permite sentir la experiencia directa de tu cuerpo y las numerosas sensaciones propias del hecho de comer. Para ayudarte a practicar esta conciencia, hemos desarrollado la Formación en la Conciencia de la dieta intuitiva (FCAI).

Actividad programada de la FCAI

Ésta es una actividad guiada consistente en comer para ayudarte a cultivar tu conciencia y la experiencia de los numerosos matices sensoriales propios del hecho de comer, que, en último término, contribuirán a tu satisfacción al comer.

Prepárate

Sería de utilidad que leyeras el guion (que aparece a continuación) en voz alta y que lo grabaras (por ejemplo, en forma de nota de voz en tu teléfono móvil), para así poder reproducirlo durante el ejercicio, pero asegúrate de apagar el volumen de tu celular para así no verte distraído por una llamada. Esto te permitirá dedicar toda tu atención al proceso de comer (en lugar de tener que hacer malabares leyendo el texto en combinación con tu experiencia comiendo). Luego sigue los siguientes cinco pasos:

1. Elige un momento y un lugar en el que puedas comer sin distracciones.
2. Escoge una comida pequeña que te apetezca consumir y que no requiera cubiertos (como, por ejemplo, frutas pasas, frutos secos, un *pretzel*, una onza de chocolate, una rebanada de pan, una pieza de fruta pequeña, algo de muesli o una galleta).
3. Dispón de una servilleta o un plato.
4. Apaga el volumen de tu teléfono móvil y de otros aparatos, incluyendo el sonido de los mensajes entrantes.
5. Reproduce la grabación del guion (que aparece a continuación) y sigue sus instrucciones.

Guion de la FCAI

Coloca tu comida sobre un plato o una servilleta delante de ti. Siéntate y ponte cómodo en tu silla y respira hondo un par de veces, hasta que te sientas relajado y tranquilo. Es importante que te tomes tu tiempo y que no te precipites con las siguientes experiencias.

Vista. Percibe, sin tocar tu comida, el aspecto que tiene sobre el plato o la servilleta. Contémplala con curiosidad, como si nunca antes hubieses visto este tipo de alimento. Fíjate en su color, forma y en cualquier detalle y sombra. ¿Cómo le describirías lo que estás observando a alguien que nunca hubiese visto este alimento? No hay una forma correcta ni incorrecta de describir lo que estás observando. Simplemente fíjate e involucra a tus ojos.

Olor. Acerca tu nariz a la comida e inspira suavemente. ¿Qué olor tiene la comida? ¿Captas algún aroma? ¿Quizás matices de vainilla, menta, chocolate o un aroma picante o acre? ¿Es el olor sutil o fuerte? ¿Podría ser que el olor fuera fragante, pero ni sutil ni fuerte? No hay ninguna forma correcta ni incorrecta de experimentar el aroma. Simplemente percíbelo.

Tacto. Toma el alimento y colócalo en tu mano. Nota la sensación que te aporta en la mano. Puede que sea liso, áspero, desmenuzable, pegajoso, quebradizo, crujiente, pesado o liviano. No hay una forma correcta o incorrecta de describir las sensaciones físicas del tacto. Simplemente percibe y nota la textura.

Sonido. Toma un pequeño bocado del alimento. ¿Cómo suena cuando le das un mordisco? Puede que sea crujiente, crocante, blando, que haga el ruido que se produce al sorber un líquido o que su sonido sea tenue. No hay una forma correcta ni incorrecta de describir lo que oyes. Simplemente escucha y percibe.

Sensación en boca. Sin tomar otro bocado, haz circular la comida por tu boca y percibe las sensaciones que te aporta. ¿Es la textura áspera, desmenuzable, seca, pegajosa, húmeda, ligera o tiene alguna otra característica? Resístete a la necesidad de morder el alimento y simplemente percibe cómo su textura cambia mientras se encuentra sobre tu lengua. Puede que esté empezando a volverse pastoso, a desintegrarse, o a volverse fibroso o afilado. No hay una forma correcta ni incorrecta de describir las sensaciones físicas proporcionadas por el alimento en tu boca. Simplemente nota y percibe cómo la textura cambia de manera gradual.

Sabor. ¿A qué sabe la comida? Puede que sea dulce, ácida, amarga, salada, pungente o sosa. ¿Qué sucede con el sabor del alimento mientras permanece sobre tu lengua? ¿Se vuelve más fuerte o quizás más sutil y menos marcado? ¿Surgen nuevos sabores a medida que el alimento se disuelve sobre tu lengua? No hay una forma correcta o incorrecta de saborear tu alimento. Simplemente observa y percibe los matices de los sabores.

A continuación, mastica tu bocado de comida y, cuando estés preparado, trágalo. Percibe la sensación aportada por el alimento mientras desciende por tu garganta. Toma otro bocado de la comida y repite este proceso.

Práctica de la FCAI

Ahora que has experimentado prestar atención a sentidos concretos mientras comes, es importante que sigas practicando esta alimentación consciente. Esta semana entrante escoge seis comidas o tentempiés a los que puedas dedicar tu atención con respecto a los aspectos sensoriales del hecho de comer. Emplea la hoja de trabajo de la FCAI que aparece a continuación para registrar estas experiencias. Presta atención y marca tus experiencias sensoriales mientras estés consumiendo una comida o un tentempié, y luego describe tu experiencia.

Hoja de trabajo de la práctica de la FCAI

Fecha	Comida o tentempié	Experiencia sensorial						Comentarios (describe tu experiencia sensorial)
		Vista	Olfato	Tacto	Sonido	Sabor	Sensación en boca	

Reflexión sobre la FCAI

¿Cómo se ha comparado la experiencia de la FCAI con tu proceso habitual de alimentación? Piensa en el tiempo empleado comiendo y en las distintas experiencias sensoriales.

¿Qué sería necesario que hicieras para comer de esta forma en la mayoría de tus comidas? Piensa en marcarte la intención de escoger una comida, como, por ejemplo, un almuerzo, mientras empiezas a practicar este proceso.

¿Cómo ha contribuido prestar atención a los aspectos sensoriales a tu satisfacción a la hora de comer?

Práctica avanzada de la FCAI: pensamientos que distraen

Aunque hayas estado trabajando en consumir la mayoría de tus comidas sin implicarte en comportamientos que te distraigan (como ver la televisión, leer o chequear tus mensajes de texto), quizás te sigas encontrando con que estás distraído por tus pensamientos. Puede que reflexiones sobre una conversación con tu jefe que no haya ido bien, estresándote por una fecha límite inminente, o comparando tu comida con la de tu acompañante. Los pensamientos que te distraen pueden alejarte de la experiencia y la satisfacción proporcionadas por la comida. Una forma de lidiar con este problema consiste en un proceso que consta de dos pasos (que con frecuencia es necesario repetir):

- Elige un foco de atención para tu comida, como, por ejemplo, cómo sabe un alimento o quizás su sensación en boca. Cada vez que te encuentres ensimismado mientras estés comiendo, etiqueta eso como «estar pensando» sin juzgarlo.
- Dirige suavemente tus pensamientos hacia el punto focal sensorial de tu comida, como, por ejemplo, a prestar atención al sabor o a la sensación en boca del alimento.

Estate preparado para repetir esos dos pasos con frecuencia. La verdadera práctica en este caso consiste en redirigir tu mente hacia un foco de atención relacionado con el hecho de comer y alejado de tus pensamientos. Este proceso es muy similar al proceso de, simplemente, percibir los pensamientos extraviados durante la meditación y reorientar con cuidado tu atención hacia tu respiración.

Saciedad sensorial específica

En el campo del hedonismo (el estudio del placer), el concepto del agrado es importante a la hora de influir en la elección de los alimentos y puede desempeñar un papel en lo tocante a determinar la cantidad de alimento consumido. Esto recibe el nombre de saciedad sensorial específica (SSE). Los estudios relativos a la SSE han encontrado que se da al cabo de dos minutos tras el consumo de un único alimento, cuando ha habido pocas opciones para su digestión y absorción, y que es específico de los aspectos sensoriales del alimento (Rolls, 1986; Hetherington, Rolls y Burley, 1989). Si estás alimentándote de forma consciente, empezarás a darte cuenta de cuándo se asienta ese momento de la SSE, como, por ejemplo, el instante en el que tus papilas gustativas empiezan a verse desensibilizadas del sabor. En ese momento puede que te des cuenta de que el sabor de la comida no es tan bueno como cuando tomaste el primer bocado. La SSE engloba la propuesta de que mediante la valoración de las cualidades sensoriales del alimento que has identificado en el ejercicio anterior, puedes identificar cuándo desciende la agradabilidad del alimento. Con este foco de atención conocerás, de forma natural, la cantidad adecuada de comida que necesitas para que te proporcione la mayor satisfacción posible.

Normalmente consumimos más de un alimento en una comida. A medida que la agradabilidad de un alimento desciende, esto suele corresponderse con un incremento de la saciedad, lo que da lugar a un descenso del hambre y del deseo de comer.

Práctica avanzada: detectar la saciedad sensorial específica

Para llevar a cabo este ejercicio, primero comprueba tu hambre para ver si estás moderadamente hambriento. Luego escoge un alimento que te atraiga, tras haber pasado por todos tus sentidos, tal y como has hecho antes (en la sección ¿Qué quieres comer de verdad?). Asegúrate de probar esto con un solo alimento. Anota la hora. Empieza a comer de manera lenta y consciente. A medida que sigas comiendo, hazte las siguientes preguntas:

- ¿Se ha reducido el sabor?
- ¿Sigue teniendo el mismo olor?
- ¿Siguen siendo la textura y el aspecto igual de atractivos?

Cuando percibas que la «agradabilidad» del alimento se ha reducido, anota la hora y fíjate en cuántos minutos han transcurrido. ¿Cuánto tiempo le ha llevado asentarse a la SSE?

____

Repite este ejercicio, pero esta vez sírvete una comida con variedad de alimentos. ¿Le lleva más tiempo a la agradabilidad de la comida reducirse cuando hay variedad de alimentos? ¿Cuántos minutos?

____

Con este conocimiento te encontrarás con que deteniéndote en el momento en el que la agradabilidad del alimento disminuya, te alejarás de la comida estando satisfecho y cómodo desde el punto de vista físico. Y no te preocupes: tu organismo es sabio. Con el tiempo obtendrás justo la cantidad de nutrición que tu cuerpo necesita.

El impacto del hambre y la saciedad

¿Has comido alguna vez muy poco a lo largo del día cuando sabías que ibas a ir a una encantadora cena por la noche? La gente hace esto todo el tiempo, reservándose para esa comida sin tener en cuenta las consecuencias. Es frecuente ignorar el hecho de que ir a una comida sintiéndose famélico es un camino seguro para que te atiborres con tanta comida como puedas para quedar satisfecho. Una vez que te encuentres en un estado de hambre primaria, toda posibilidad de verdadera satisfacción a partir de tu comida se verá eliminada por el impulso de ingerir el alimento rápidamente. Del mismo modo, es igual de difícil verse satisfecho por una comida si te sientas a comer cuando no tienes un hambre perceptible en absoluto. Obtendrás un mayor placer de una comida que empiece cuando estés moderadamente hambriento.

El umbral del último bocado

El *umbral del último bocado* es el punto en el cual tu organismo te da la pista de que te encuentras en un nivel de satisfacción agradable (alrededor de un 6 o un 7 en la tabla «Diario en forma de escala del descubrimiento del hambre» del capítulo 2). Llegado a este punto, te encontrarás con que la satisfacción que estás obteniendo de lo que comes empezará a disminuir. Para obtener la máxima satisfacción, asegúrate de proporcionarte variedad de alimentos y de practicar finalizar tu comida cuando alcances la saciedad física. La Hoja de trabajo de descubrimiento de la satisfacción te ayudará a dar con el umbral del último bocado mientras valoras tu saciedad.

Hoja de trabajo del descubrimiento de la satisfacción

Rodea con un círculo el número que mejor refleje tu nivel de hambre antes de tomar una comida o tentempié. Cuando hayas acabado de comer, valora tu saciedad y luego tu nivel de satisfacción. Recuerda que no hay un número correcto o incorrecto, sino que se trata, simplemente, de un método para ayudarte a escuchar y descubrir la satisfacción al comer. Llegado a este punto habrás dado con el umbral del último bocado.

Hora	Nivel de hambre	Alimento consumido	Nivel de saciedad	Nivel de satisfacción	Comentarios
	0 1 2 3 4 5 6 7 8 9 10		0 1 2 3 4 5 6 7 8 9 10	0 1 2 3 4 5 6 7 8 9 10	
	0 1 2 3 4 5 6 7 8 9 10		0 1 2 3 4 5 6 7 8 9 10	0 1 2 3 4 5 6 7 8 9 10	
	0 1 2 3 4 5 6 7 8 9 10		0 1 2 3 4 5 6 7 8 9 10	0 1 2 3 4 5 6 7 8 9 10	
	0 1 2 3 4 5 6 7 8 9 10		0 1 2 3 4 5 6 7 8 9 10	0 1 2 3 4 5 6 7 8 9 10	
	0 1 2 3 4 5 6 7 8 9 10		0 1 2 3 4 5 6 7 8 9 10	0 1 2 3 4 5 6 7 8 9 10	
	0 1 2 3 4 5 6 7 8 9 10		0 1 2 3 4 5 6 7 8 9 10	0 1 2 3 4 5 6 7 8 9 10	
	0 1 2 3 4 5 6 7 8 9 10		0 1 2 3 4 5 6 7 8 9 10	0 1 2 3 4 5 6 7 8 9 10	
	0 1 2 3 4 5 6 7 8 9 10		0 1 2 3 4 5 6 7 8 9 10	0 1 2 3 4 5 6 7 8 9 10	
	0 1 2 3 4 5 6 7 8 9 10		0 1 2 3 4 5 6 7 8 9 10	0 1 2 3 4 5 6 7 8 9 10	

Reflexión sobre la hoja de trabajo de descubrimiento de la satisfacción

¿Qué tendencias has percibido con el hambre, la saciedad y la satisfacción?

____

____

¿Has percibido el umbral del último bocado? Si es así, y mediante la identificación de este momento, ¿has podido pulir tu cociente de satisfacción de forma incluso más precisa?

____

____

En esta sección has aprendido y practicado que dispondrás de la mejor oportunidad posible de encontrar la satisfacción en tus comidas cuando empieces a comer con un hambre moderada y comas hasta llegar a un punto de saciedad agradable. Llegado a este punto, habrás alcanzado el umbral del último bocado, que conlleva una reducción de la agradabilidad y la satisfacción que obtienes del alimento que estás consumiendo.

El entorno en el que comes

La gente trata comer del mismo modo en que podría tratar el lavado de su colada: simplemente cubre el expediente de una tarea necesaria pero aburrida, sin apenas prestar atención, tan sólo para completarla. Si decides consumir tus comidas sin tener consideración por tu entorno, la satisfacción obtenida al comer puede verse reducida. Los siguientes ejercicios te ayudarán a generar un entorno tranquilo y acogedor que maximizará tu satisfacción.

Examina el entorno en el que comes actualmente

¿Cuánto tiempo dedicas a tus comidas?

____

¿Dónde consumes la mayoría de tus comidas?: ¿en casa, en un restaurante, en la escuela, en el trabajo?

____

Mientras comes, ¿estás sentado, de pie o andando?

____

¿Estás implicado en otras actividades mientras estás comiendo, como hablar por teléfono, estar sentado frente a tu ordenador, ver la televisión, conducir o alguna otra cosa?

____

¿Con quién comes?: ¿con un amigo, tu pareja, miembros de tu familia, colegas del trabajo o la escuela o con alguna otra persona? ¿O comes solo?

____

Si comes en casa, ¿comes sentado a la mesa del comedor o de la cocina, en tu escritorio o en el sofá? ¿Está esa zona despejada o abarrotada y desordenada?

____

Si dispones de una mesa, describe su aspecto. ¿Satisface tus gustos estéticos? ¿Qué tipo de platos y cubiertos usas? ¿Son de papel, plástico, cerámica, acero inoxidable o de algún otro material?

¿Reproduces música mientras estás comiendo?

¿Qué emociones sueles sentir normalmente mientras estás comiendo?: ¿estás tranquilo, ansioso, aburrido, amedrentado o sientes alguna otra emoción?

Reflexión

¿Cuáles son tus impresiones del entorno actual en el que comes?

¿Percibes algún tema o tendencia derivados de tus respuestas anteriores?

____

____

____

Ten en cuenta estas posibles cuestiones:

- *Tiempo para disfrutar de la comida.* Puede que estés comiendo deprisa e intentando hacer encajar tu hora de la comida en un hueco de cinco minutos entre tareas o quehaceres. ¿O te estás proporcionando tiempo suficiente para apreciar tu comida?
- *Comer mientras estás distraído.* Si estás de pie mientras comes, ya sea frente a la nevera, mirando por la ventana o corriendo de un lado a otro por tu casa, te estarás perdiendo la oportunidad de sentarte, relajarte, mirar la comida que hay en tu plato e internalizar sus cualidades sensoriales. Si estás implicado en estas actividades mientras comes es improbable que puedas centrarte en tu comida.
- *La gente.* Comer con otra persona puede, con frecuencia, potenciar tu experiencia placentera, pero en ocasiones puede distraerte de tu comida. Si comparas lo que estás comiendo con la comida de otra persona, o si estás implicado en una conversación desagradable, es posible que no te des cuenta de si la comida está a tu gusto o si estás empezando a alcanzar tu umbral del último bocado. (Ten en cuenta a tus compañeros en cada comida. Puede que estas sensaciones varíen).
- *Desorden.* Si el lugar en el que comes está abarrotado y desordenado y apenas tienes sitio para dejar tu plato, el caos puede distraerte, y no disfrutarás de una experiencia tranquila y satisfactoria a la hora de comer.
- *Entorno.* Si te encuentras en un entorno poco atractivo, no estarás prestando atención a la experiencia de comer y no estarás recibiendo la satisfacción máxima que puede aportarte la comida.
- *Ruido.* Si escuchas música estruendosa a un volumen alto o si están haciendo obras en el piso de al lado, o si tus colegas están discutiendo o hablando ruidosamente en el cubículo de al lado, sentirás la antítesis de un entorno relajante.
- *Emociones estresantes.* Si tus emociones son intensas, será difícil que te sientas suficientemente tranquilo como para disfrutar de tu comida.

Cultivar un entorno agradable para comer

Si generas la intención de reducir tantas distracciones como puedas mientras incrementas la agradabilidad del entorno en el que comes, entonces tus probabilidades de obtener satisfacción de tus comidas aumentará muchísimo.

¿Qué modificaciones podrías hacer en tu hogar para proporcionar un entorno más agradable en el que comer?

____

____

____

____

____

____

Tu conexión emocional con el hecho de comer

Para algunos, la hora de la comida es un momento sagrado reservado para el disfrute y el placer. Para otros es como un campo de batalla o una prisión.

Tu atmósfera emocional

Piensa en las siguientes cuestiones:

¿Con qué frecuencia hay caos en tu hogar cuando empiezas a consumir una comida? El caos podría incluir que el perro ladre, que tu bebé llore, que todos estén corriendo para llegar al trabajo o al colegio a su hora, una mesa desordenada y llena de cosas, que el teléfono suene incesantemente, etc. ¿Qué puedes hacer para reducir parte de este caos? Quizás podrías despertarte quince minutos antes para así concederte un momento de respiro y pensar en la gratitud que sientes por algunos de los dones en

tu vida. Podrías apagar el timbre del teléfono y recoger la mesa la noche antes; o si el tiempo te lo permite, quizás quieras tomar un tentempié antes de llevar a los chicos a la escuela y luego regresar a casa para sentarte y disfrutar de tu comida. ¿Qué cambios estás dispuesto y eres capaz de hacer?

¿Está la habitación (en casa, en el trabajo o en la escuela) llena de tensión? Si hay tensión entre tú y tu pareja, un progenitor o cualquier miembro de tu hogar, da el valiente paso de encontrar un momento, fuera de la hora de las comidas, para exponer lo que estás sintiendo y lo que necesitas. Si es posible, piensa en buscar orientación, ya sea para ti o en forma de una terapia de grupo con las demás personas implicadas, para así mejorar la situación emocional en tu hogar.

¿Está la gente discutiendo durante la hora de la comida? Si hay otras personas discutiendo entre sí y llevando la discusión a la mesa, da tu opinión y pídeles que resuelvan sus problemas en otro momento o que eviten implicarse en ellos mientras estéis comiendo. Ése no es tu problema, pero afecta a tu disfrute de tu comida. Marca una zona libre de discusiones durante las comidas. ¿Cómo conseguirás esto?

¿Hay suficiente comida disponible? ¿Sientes que no obtendrás suficiente para comer o que no habrá suficiente variedad, de modo que no puedas elegir lo que de verdad sientes que quieres consumir? Si tu nevera está medio vacía, ya que ni tú ni ningún miembro de tu hogar ha hecho la compra, desarrolla un plan para ver quién hará la compra y un momento del día habitual para hacerlo. ¿De qué ideas dispones para resolver esta situación?

____

____

____

____

¿Está la gente criticando lo que comes o cuánto comes? Si lo estás haciendo, es muy improbable que puedas centrarte en el disfrute de tu comida, ya que estarás comiendo en un entorno hostil. ¿Qué límites puedes marcar para generar un entorno neutral para comer?

____

____

____

____

Mereces disponer de un entorno emocionalmente sano y feliz para comer. Quizás no puedas satisfacer todos los requisitos (ciertamente no todos de una vez), pero cada paso incremental que des te conducirá a un mayor placer y satisfacción a la hora de comer.

Tus cosas favoritas: alimentos, compañeros de comida y lugares en los que comer

Pasar un rato pensando en tus cosas favoritas (alimentos, lugares en los que comer y compañeros de comida) incrementará las posibilidades de vivir experiencias placenteras a la hora de comer. ¿Cuáles son tus alimentos favoritos?

____

____

____

____

¿Cuáles son tus compañeros de comida favoritos? Si comes con gente con la que disfrutas (incluyéndote a ti mismo ☺) y con la que te sientes seguro, tus comidas serán más satisfactorias.

____

____

____

____

¿Te gusta comer en casa, en restaurantes, en casa de tus amigos, en fiestas, en grandes eventos, o en algún otro entorno? Haz una lista con tus lugares favoritos para comer para así intensificar tu satisfacción durante tus comidas.

____

____

____

____

La próxima vez que estés planeando una salida, tómate cierto tiempo para recordar tus cosas favoritas (alimentos, personas y lugares especiales). Te encontrarás con que tu experiencia a la hora de comer se verá intensificada.

Resumen

Descubrir el factor de satisfacción del hecho de comer es una experiencia mental y corporal completa. Te proporciona la libertad de escoger justo el alimento correcto para tus papilas gustativas. Asegúrate de dejar de intentar obtener satisfacción de unos alimentos que no estén dando en el clavo. Esto puede tener un efecto inapropiado. Podrías acabar comiendo en exceso y luego buscando *otro* alimento para quedar satisfecho. Asegúrate de monitorizar cualquier resquicio de culpabilidad que tengas con respecto a la elección de tu comida, ya que reducirá tu buena experiencia a la hora de comer.

En este capítulo has valorado lo que de verdad quieres comer, además de otros factores orientados a obtener la mayor satisfacción posible de tus comidas. Recuerda que lleva tiempo y paciencia y que debes aprender a no juzgarte. La práctica de estar presente supone un factor importante para obtener satisfacción de tu comida. Hacer esto puede suponer tu primer paso para dar con una vida más satisfactoria.

En el próximo capítulo indagarás en mayor profundidad en cómo hacer frente a tus emociones sin recurrir a la comida.

Capítulo 7

Principio número siete

Haz frente a tus sentimientos sin emplear la comida

Halla modos de consolarte, cuidar de ti mismo, desviar la atención y resolver tus problemas sin recurrir a la comida. La ansiedad, la soledad, el aburrimiento y la ira son emociones que todos experimentamos a lo largo de la vida. Cada uno de ellos dispone de su propio desencadenante, y cada uno de ellos tiene su forma de apaciguamiento. La comida no arreglará ninguno de esos sentimientos. Puede proporcionar consuelo a corto plazo, distraerte del dolor o incluso atontarte con una resaca fruto de haber comido demasiado. Pero la comida no solucionará el problema. En todo caso, comer para aliviar un hambre emocional no hará sino hacerte sentir peor a largo plazo. Acabarás por tener que enfrentarte a la fuente de la emoción, además de a lo desagradable que es comer en exceso.

En la mayoría de las culturas la comida se usa para celebrar acontecimientos, como forma de reconfortarse y para alimentar a la familia y los amigos. No es de extrañar que aprendamos a conectar las emociones y la comida. Sin embargo, cuando añades el hecho de hacer dieta a la mezcla, esto genera el caos emocional: los estudios muestran que las personas que hacen dieta corren un mayor riesgo de usar la comida para hacer frente a sus emociones (Péneau *et al.*, 2013). Ésta es otra razón importante para rechazar las dietas y practicar las herramientas de la dieta intuitiva.

Puede que sea difícil de creer, pero cada acción de comer en tu vida te ha servido de alguna forma, aunque algunas acciones te han provocado estrés emocional e incomodidad física. A un nivel básico, comer aporta nutrición, placer y a veces consuelo. Para algunas personas, comer se convierte en una forma de gestionar las emociones o escapar de ellas: de anestesiar tus sentimientos. Esto puede oscilar entre decidir no comer (restricción alimentaria) y comer en exceso debido a causas emocionales.

Este capítulo se centra en comer de forma excesiva, pero cualquier conducta alimentaria en la que te impliques con el fin de huir de las emociones es una forma de emplear la comida para hacer frente a los problemas. No es necesario que haya un drama ni angustia implicados. Algunas personas usan la comida de esta forma para lidiar con un evento estresante prolongado, como un divorcio o tener que ocuparse de un familiar que se esté muriendo, pero muchas otras personas están intentando hacer frente a las irritaciones habituales y poco importantes de la vida, como el aburrimiento.

La forma en la que fuiste educado puede tener un impacto sobre tu capacidad de hacer frente de forma eficaz a los altibajos de la vida. Si tus progenitores o cuidadores te ayudaron a desarrollar unas habilidades positivas para salir adelante, como la de decir lo que piensas, mostrar tus emociones y recibir consuelo de los demás, podrás resolver con más facilidad los retos (y las irritaciones) propios de la vida. Por otro lado, si tus progenitores fueron emocionalmente distantes, agresivos, negligentes o simplemente fueron incapaces, ellos mismos, de lidiar con los problemas, quizás te encuentres recurriendo a mecanismos de afrontamiento destructivos porque no aprendiste ninguna otra forma de gestionar los desafíos propios de la vida. Cuando incluyas hacer dieta en la ecuación, quizás te veas catapultado a buscar consuelo en la comida, con independencia de cómo te criaran.

Las actividades de este capítulo te ayudarán a:

- distinguir entre comer por causas emocionales y comer carente de sintonía como resultado de unos cuidados propios insuficientes;
- evaluar los pros y los contras de comer por razones emocionales;
- identificar los sentimientos subyacentes y cómo éstos pueden desencadenar la necesidad de hacerles frente mediante el uso de la comida;
- identificar lo que estás sintiendo y lo que necesitas de verdad en aquellos momentos en los que quieres seguir comiendo pese a no tener hambre y que tu cuerpo no requiera ningún alimento;
- fortalecer tus mecanismos de afrontamiento para lidiar con tus sentimientos; y
- aprender a prepararte para eventos estresantes y a ensayarlos.

Detectar tu vulnerabilidad frente a problemas relacionados con la comida: puede que no se trate de emociones

Mucha gente cree que come en exceso de forma compulsiva o que se da atracones porque se ve a sí misma comiendo excesivamente. De hecho, muchas de estas personas están diagnosticando de manera errónea su problema. Antes de que puedas explorar las conexiones emocionales que puedas tener con la comida, es imperativo que, en primer lugar, determines si tu forma de comer carente de sintonía se basa, de hecho, en las dificultades que estés teniendo en la gestión de tus emociones; o si quizás se trata de una consecuencia de carecer de cuidados propios o de la privación que sientes debido a una mentalidad propia de las dietas que persiste.

Tus propios cuidados: reevaluar los aspectos básicos

Si tus propios cuidados son escasos, es difícil que estés sintonizado y que oigas con precisión las señales interiores de hambre y saciedad. En estas circunstancias, la comida puede volverse más gratificante. Revisa la «Valoración de tus propios cuidados» que has completado en el capítulo 2 y reflexiona sobre cómo te está yendo. Luego procede con el resto de esta sección, que te aportará una mirada en mayor profundidad sobre varios componentes clave de tus propios cuidados: el sueño, el equilibrio en la vida, la alimentación y el estrés.

El sueño

Las investigaciones de la Fundación Nacional del Sueño (National Sleep Foundation: www.sleepfoundation.org) han mostrado que la cantidad óptima de sueño para un adolescente es de entre ocho y diez horas por noche, y, en el caso de un adulto, de entre siete y nueve horas. Si no obtienes una cantidad adecuada de sueño de forma sistemática, es probable que pases el día sintiéndote aletargado y falto de energía.

Mucha gente que se ve privada de sueño cree que su falta de energía puede corregirse comiendo más; y aunque es cierto que el alimento digerido libera energía física procedente de las calorías para así mantener al organismo en funcionamiento y para llevar a cabo las tareas cotidianas, el alimento extra no compensa la falta de sueño. Comer no te despierta; de hecho, puede hacer que te sientas más lento y adormilado.

¿Qué puedes hacer para incrementar las horas y la calidad del sueño que obtienes cada noche?

- Apaga todos los aparatos electrónicos a primera hora de la tarde. Se sabe que la exposición a la luz procedente de las pantallas de los ordenadores, teléfonos y televisores estimula al cerebro y te mantiene despierto. (Quizás quieras plantearte cambiar a la «iluminación nocturna» para reducir el impacto de la luz de tu teléfono móvil).
- Márcate la intención de irte a la cama aproximadamente a la misma hora cada noche y de despertarte a la misma hora cada mañana, incluso durante los fines de semana.
- Haz ejercicio durante el día para promover un mejor sueño.
- Mantén tu habitación fresca.

- Evita la cafeína después de la mañana. La cafeína puede permanecer en tu organismo hasta diez horas.
- Reduce tu ingesta de alcohol. Aunque el alcohol es un sedante, que al principio te hace sentir relajado y adormecido, las investigaciones muestran que, de hecho, altera tu sueño e interfiere en la regulación del sueño por parte de tu organismo (Paddock, 2014).

Anota cuáles de estos cambios podrías llevar a cabo para mejorar tus patrones de sueño:

El equilibrio en tu vida

A veces parece una tarea imposible mantener todos los asuntos de tu vida en su correcto cauce. Con frecuencia se trata de una cuestión de abundancia. Puede que haya muchos aspectos de tu vida que te atraigan, pero quizás no dispongas de tiempo para todos ellos; o podría tratarse de un asunto de una abundancia de problemas propios de la vida. Sea como fuere, haz que sea un objetivo importante ser realista con respecto a cuánto tiempo puedes dedicar a cada área de tu vida.

Piensa en el equilibrio entre los siguientes aspectos de tu vida: tu trabajo, los juegos, tu familia, el movimiento, el reposo y las relaciones. ¿En qué puntos crees que tu vida podría estar desequilibrada (si es que hay algún desequilibrio)?

¿Qué puedes hacer para reducir el tiempo que dedicas a ciertas áreas para así aportar más oportunidades para otros aspectos de tu vida que actualmente están ocupando un lugar secundario? (Para obtener ideas puedes revisar la «Valoración de tus propios cuidados», que aparece en el capítulo 2).

Alimentación

Cuando comas de forma sistemática y adecuada, evitarás entrar en un estado de hambre primaria, que suele dar como resultado que comas de forma excesiva cuando tu cerebro capte un estado de semiinanición. Si estás teniendo dificultades con esto, es importante que revises las prácticas que aparecen en el capítulo 2. Haz caso a tu hambre.

- ¿Consumes por lo menos tres comidas y dos tentempiés diarios sin que pasen demasiadas horas sin comer? Sí ❑ No ❑
- ¿Está cada una de tus comidas equilibrada con respecto a su contenido en proteínas, carbohidratos y grasas? Sí ❑ No ❑
- ¿Has incrementado recientemente tu nivel de actividad física? Sí ❑ No ❑
- ¿Has empezado a tomar una nueva medicación que pudiera haber hecho aumentar tu apetito? Sí ❑ No ❑
- ¿Has modificado tu patrón a la hora de comer? Es decir: ¿has empezado a consumir comidas más ligeras o a tomar un tentempié en lugar de una comida? Sí ❑ No ❑

Reflexiona sobre tus respuestas:

____

____

____

Estrés

Muchos aspectos de la vida pueden provocar estrés: las fechas límite en el trabajo o la escuela, una mudanza, una separación o divorcio, una crisis de salud padecida por ti o un familiar, o la muerte de alguien cercano; y el estrés puede tener un gran impacto sobre tu alimentación y tu salud. Anota aquí alguno de los factores estresantes en tu vida:

____

____

____

____

Piensa en formas en las que podrías ser capaz de gestionar tu estrés. Hay muchas maneras de hacerlo, incluyendo obtener respaldo emocional de un amigo (o un profesional), obtener ayuda física (especialmente para mudarte) y practicar técnicas para superar los hábitos de procrastinación.

____

____

____

Los ejercicios anteriores te han ayudado a identificar alguno de los factores que pueden ser la fuente de que comas en exceso. Fijarte en tu vida plenamente y dar con los problemas que puedan estar afectando a tu alimentación (y sus soluciones) es esencial para avanzar en tu búsqueda para sintonizar con las señales de hambre, saciedad y satisfacción a la hora de comer procedentes de tu organismo. Sin este examen de tu vida quizás estés haciendo la suposición incorrecta de que tu alimentación se basa puramente en las emociones.

Evalúa tu cociente de privación: la privación invisible

Aunque te hayas comprometido a rechazar la mentalidad propia de las dietas y a hacer las paces con la comida, puede que no te hayas curado por completo, lo que significa que podrías estar sufriendo de lo que llamamos *privación invisible*. Cuando sufres una privación invisible, los hábitos y patrones de la mentalidad propia del hacer dieta siguen arraigados en lo más profundo de tu mente pese a que hayas intentado erradicarlos. Las siguientes preguntas analizarán esta posibilidad.

¿Has hecho del todo las paces con la comida?

- ¿Crees realmente que todos los alimentos son equivalentes desde el punto de vista emocional? Sí ❑ No ❑
- ¿Eres capaz de pensar en los alimentos sin etiquetarlos como buenos o malos? Sí ❑ No ❑
- ¿Eres capaz de consumir en cualquier momento alimentos con los que disfrutas de verdad sin imponerles condiciones especiales? Por ejemplo, no los consideras un premio que debería disfrutarse sólo cuando estés de vacaciones o en una boda. Sí ❑ No ❑

¿Dispones de seguridad en relación con tu alimentación?

- ¿Compras comida con la suficiente frecuencia, de modo que dispongas de variedad de opciones y una cantidad abundante de comida en casa? Sí ❑ No ❑
- ¿Dispones de libre acceso a la comida, en lugar de que ésta sea controlada por otra persona, como, por ejemplo, un miembro de tu familia? Sí ❑ No ❑

¿Hay algún otro factor que te esté afectando?

- En las reuniones sociales, ¿has dejado de comer de acuerdo con las expectativas de los demás en lugar de comer lo que realmente deseas? Sí ❑ No ❑
- ¿Has dejado de comer con personas sentenciosas en tu vida que reprimen tus elecciones relativas a la comida? Sí ❑ No ❑

Si has respondido negativamente a alguna de estas preguntas, puede que sigas viviendo con una restricción alimentaria autoimpuesta. Sentirse privado de comida (ya sea en cuanto a la variedad o la cantidad de alimento) te somete al riesgo de comer en exceso y, obviamente, comer en exceso suele iniciar un círculo vicioso: la restricción alimentaria a modo de compensación, sufrir un efecto rebote que dé como resultado que vuelvas a comer en exceso, etc.

Si sigues batallando contra el pensamiento automático de que algunos alimentos son buenos o malos, recuerda que se trata de una distorsión cognitiva que se ha visto reforzada por los años de mentalidad propia de las dietas y por nuestra cultura. Emplea las habilidades que has aprendido en el capítulo 3 «Haz las paces con la comida» y el capítulo 4 «Desafía a la policía de la comida» para reemplazar este pensamiento por uno que te ayude a eliminar esta antigua creencia y sustituirla por la premisa de la dieta intuitiva de que todos los alimentos son iguales y están permitidos.

¿Qué necesitas hacer para arreglar o practicar trabajar en estos asuntos?

____

____

____

Si has descubierto que parte de tu alimentación carente de sintonía está relacionada con asuntos relativos a tus propios cuidados o a la privación debida a una mentalidad propia de las dietas persistente, hay más trabajo que llevar a cabo en estas áreas. Recuerda que lleva paciencia y práctica. Lo mejor consiste en abordar estos asuntos antes de intentar afrontar cualquier problema que tengas con la alimentación por causas emocionales. Es mucho más fácil hacer frente a los altibajos de tu vida cuando te dedicas unos buenos cuidados propios y has dejado atrás la mentalidad propia de hacer dieta. El resto de este capítulo explora la alimentación por causas emocionales y formas de practicar nuevas habilidades para contar con unos mecanismos de afrontamiento más saludables.

Razones emocionales para comer en exceso

Es importante recordar que la alimentación no se produce en el vacío. Buena parte del tiempo, la comida tiene unas asociaciones emocionales. Con frecuencia olvidamos lo profundamente ligada que está la comida a la necesidad de consuelo y seguridad. Todo esto empieza cuando nacemos. Poco después del nacimiento de un bebé, se le ofrece leche. Ese primer sabor de la leche puede preparar el camino para relacionar el placer y el consuelo con una situación estresante. Esta asociación se hace más profunda cuando se ofrece comida para aliviar dolores, celebrar eventos y mostrar amor: cuando el alimento se convierte en un consuelo, una recompensa y un amigo de confianza.

Comer por razones emocionales cubre un amplio espectro de emociones. Puede ser tan positivo como el placer al comer una porción de tarta de boda o tan destructivo como comer para anestesiar sentimientos complicados o incluso para castigarte como resultado de un diálogo interior negativo.

Evaluar los pros y los contras de la alimentación por causas emocionales

Es importante que reconozcas cómo te ha servido alimentarte por causas emocionales. Éste es el primer paso para la curación de los sentimientos negativos que tienes sobre ti mismo en relación con la comida. Si comprendes que, de hecho, estabas intentando cuidar de ti mismo mediante el uso o la restricción de la comida cuando no sabías hacerlo de otra forma, esto te ayudará a llorar la pérdida de la conducta mientras la abandonas, y al mismo tiempo te ayudará a desarrollar un sentimiento de compasión por tu esfuerzo.

Empecemos explorando cómo podrías haber usado la comida como mecanismo de afrontamiento.

Haz una lista de las veces en las que, recientemente, hayas comido demasiado o muy poco cuando comiste por cualquier razón no relacionada con el hambre.

Los pros de comer por causas emocionales. Haz una lista con las posibles formas en las que comer por causas emocionales te haya beneficiado, como, por ejemplo, para aportarte consuelo, distracción o un respiro de tus sentimientos.

Los contras de comer por razones emocionales. Haz una lista de las formas en las que comer por causas emocionales haya afectado negativamente a tu vida, como, por ejemplo, en formas de aislamiento, molestias físicas y la insensibilización de sentimientos positivos. (Asegúrate de abordar esta lista desde un punto de vista no crítico. La mayoría de la gente cree que ha hecho algo mal cuando ha empleado o restringido la comida para hacer frente a sus sentimientos. De hecho, no lo hicieron más que lo mejor que pudieron en ese momento. Tan sólo hicieron uso del mecanismo de afrontamiento más accesible que pudieron encontrar: la comida).

¿Superan los contras de tu forma de comer a los pros? Si es así, comenta la razón.

____

____

____

____

Si los contras han superado a los pros, puede que estés listo para aprender a desprenderte de tu alimentación por razones emocionales y a encontrar la paz y la libertad que llegan al irte curando.

Identifica los desencadenantes emocionales

Hay muchos desencadenantes emocionales para comer, y es probable que la mayoría de la gente coma por razones emocionales alguna que otra vez:

- ansiedad: emplear la comida para tranquilizarte
- aburrimiento: comer para tener algo que hacer
- soborno: «Acaba los deberes y podrás comer una golosina»
- celebración: la comida acompaña a la mayoría de los eventos
- vacío: comer debido a una falta de contenido espiritual
- emoción: usar la comida como algo divertido
- sentirse solo o no querido: emplear la comida como amiga
- frustración, ira, rabia: comer como liberación
- aflojar las riendas: comer como válvula de escape de una vida militarista o perfeccionista autoimpuesta
- depresión ligera: los carbohidratos pueden hacer aumentar los niveles de serotonina (el neurotransmisor que nos hace sentir mejor)
- autoalivio cuando se está molesto: comer como actividad que proporciona consuelo o reconforta
- procrastinación: «Haré esa tarea después de haber comido algo»
- recompensa: «Acabo de cerrar ese trato: ahora me merezco esa gran porción de pastel de chocolate»
- estrés: la comida para obtener alivio

También es posible que los sentimientos de *rebeldía* puedan desencadenar que comas en exceso o el tipo de comida que escojas. Esto puede darse como resultado al reaccionar frente a alguien en tu vida. En el capítulo 4 «Desafía a la policía de la comida», has aprendido que cuando alguien se dirige a ti y actúa como un progenitor crítico, es frecuente que respondas como un niño rebelde.

Haz una lista de cualquier cosa que desencadene que comas por razones emocionales:

____

____

____

____

Describe algunos ejemplos de cuándo y cómo actuaron sobre ti estos desencadenantes emocionales:

____

____

____

____

Toma conciencia de tu gama de sentimientos

Mucha gente está acostumbrada a evitar sus sentimientos o a negar que los tiene. Para explorar la gama de sentimientos que tienes, examina la tabla que aparece a continuación, que enumera siete emociones básicas junto con sus subtipos. Todos ellos pueden afectar a tu alimentación.

Recuerda que cada emoción tiene una sensación física: saber esto es un componente de la conciencia interoceptiva. Imagina, para cada una de las emociones que aparecen en la tabla anterior, la última vez que sentiste esa emoción y reflexiona sobre en qué parte de tu cuerpo experimentaste una sensación física. Parte de llegar a conocer tus sentimientos emocionales consiste en que te familiarices con cómo se experimentan estos pensamientos en tu organismo. El ejercicio que veremos a continuación está diseñado para ayudarte a incrementar tu conciencia de las sensaciones físicas que surgen de tus emociones. Recordando las emociones que aparecen en la tabla anterior, la próxima vez que estés experimentando un sentimiento emocional fuerte, anótalo en uno de los espacios de la columna de la izquierda de la tabla que aparece a continuación. Presta atención a dónde se localiza en tu cuerpo y pon una «X» en la columna o columnas de la derecha. En el caso de las tres últimas columnas de la derecha, reflexiona sobre la experiencia corporal general: ¿fue agradable, desagradable o neutra? Repite este ejercicio para una o dos emociones más de las que aparecen en la tabla anterior cuando las sientas. Familiarizarte con cómo sientes las emociones físicamente en tu cuerpo puede suponer el primer paso para aprender a tolerar tus sentimientos.

Temeroso	Airado	Triste	Alegre	Hastiado	Sorprendido	Avergonzado
Tenso	Exasperado	Abatido	Entretenido	Paralizado	Asombrado	Deshonrado
Asustado	Hostil	Melancólico	Encantado	Despreciado	Pasmado	Abochornado
Nervioso	Irritable	Apenado	Gratificado	Desdeñado	Perplejo	Culpable
Amedrentado	Ultrajado	Desesperado	Contento	Indignado	Atónito	Humillado
Receloso	Resentido	Solo	Satisfecho	Asqueado	Impactado	Mortificado
Preocupado	Vengativo	Triste	Atontado	Rebelde	Sobresaltado	Arrepentido

LLEGAR A CONOCER TU CUERPO: LAS SENSACIONES FÍSICAS DE LAS EMOCIONES

Emoción	Cabeza			Pecho			Abdomen		Extremidades		General		
	Ojos	Boca	Cuello	Hombros	Corazón	Pulmones	Estómago	Vejiga	Piernas	Brazos	Agradable	Desagradable	Neutro

Puedes obtener copias o descargarte el ejercicio anterior desde la página web del libro para usarlo más adelante y así poder llevarlo a cabo una y otra vez para que así te ayude a volverte más experto en la conciencia corporal. Emplea la siguiente hoja de trabajo para valorar las formas con las que abordas tus sentimientos y te sientes con respecto a tu vida. Marca las afirmaciones que se apliquen en tu caso. Cuantas más marcas haya en esta página, más probable será que estés usando la comida para lidiar con tu vida.

Hacer frente a los sentimientos	
	1. Como cuando estoy frustrado, estresado o molesto conmigo mismo.
	2. Me encuentro con que como para evitar enfrentarme a los problemas.
	3. Siento como si no tuviera control sobre mi vida.
	4. Cuando surge un problema, me cuesta elaborar un plan y seguirlo hasta el final.
	5. Tengo problemas para decir «No» cuando lo necesito.
	6. Mi familia no me apoya cuando tengo problemas.
	7. No me gusta molestar a mis amigos con mis problemas.
	8. Tengo dificultades para hablar sobre mis sentimientos.
	9. Tiendo a ser impulsivo.
	10. Me preocupa lo que la gente piense de mí.
	11. Siento la necesidad de hacer felices a los demás.
	12. No me siento seguro en mi vida.
	13. Tengo problemas para lidiar con las situaciones estresantes.
	14. Me siento fuera de control con respecto a mi alimentación cuando me siento agobiado o estresado.
	15. No confío en mí cuando estoy cerca de la comida.
	16. Con frecuencia me siento un desastre.
	17. Tiendo a ser una persona complaciente.
	18. Para mí es difícil dejar de comer cuando estoy lleno.
	19. Mi vida parece fuera de control.
	20. Como lo que quiero de verdad (como, por ejemplo, golosinas) cuando no hay nadie cerca.

Reflexión

Examina tus respuestas. En su conjunto, ¿qué tendencia o tendencias reflejan?

____

____

____

____

____

____

En la siguiente sección aprenderás y practicarás nuevas formas de lidiar con tus emociones que te ayudarán a generar una relación más sana con la comida.

Sanar la alimentación por razones emocionales

Hay tres caminos principales para aprender a lidiar con tus sentimientos sin recurrir a la comida:

- Tus propios cuidados, el apoyo afectuoso y la compasión
- Aprender a reflexionar sobre tus sentimientos
- La distracción útil

Tus propios cuidados, el apoyo afectuoso y la compasión

Tus propios cuidados, el apoyo afectuoso y la compasión son fundamentales para poder lidiar con tus emociones sin emplear la comida: deben asentarse antes de continuar. Requieren la creencia de que no sólo tienes necesidades emocionales, sino que, además, tus necesidades son importantes y tienes derecho a verlas satisfechas. Sin esta creencia y sin cultivar tus propios cuidados, el apoyo afectuoso y la compasión, es probable que sigas usando o vuelvas a usar la comida: tu fuente original de consuelo y apoyo afectuoso.

Hay muchas necesidades humanas básicas que la gente suele negar, pero son esenciales para cuidar de uno mismo:

- dormir y descansar suficiente
- el placer sensual
- expresar los sentimientos para así ser escuchado, comprendido y aceptado
- la estimulación intelectual y creativa
- el consuelo y la cordialidad

¿Sueles ocuparte de las necesidades de los demás mientras te niegas las tuyas? ¿Cómo te hace sentir eso?: ¿quizás frustrado, resentido o agotado?

El apoyo y respaldo a tu yo van más allá de los aspectos básicos de tus propios cuidados. Consiste en ser *especialmente* amable contigo mismo. ¿Con qué frecuencia (casi nunca, en algunas ocasiones o de manera regular) te permites disponer de tiempo para disfrutar de experiencias que proporcionen apoyo y respaldo a tu yo, como, por ejemplo, las siguientes?

- pedir abrazos
- jugar con mascotas
- escuchar un poco de música relajante o agradable
- leer un libro por placer
- darte un paseo en plena naturaleza
- mirar una puesta de sol
- comprarte flores u otro pequeño regalo
- que te den un masaje

- baños de espuma, una sauna o un baño de vapor
- meditar

Anota las actividades que te proporcionan apoyo y sostén. Asegúrate de incluir un par que no requieran dinero.

____

____

____

____

¿Ansías disponer de más apoyo y sostén en tu vida? Piensa en tu jornada habitual, además de en tu vida en general. ¿Dispones de tiempo en tu vida para llevar a cabo actividades que te proporcionen sustento y respaldo, o tu agenda está demasiado apretada? Anota algunas de las experiencias que consideras que te permitirían desarrollarte y que no conoces pero que te gustaría conocer.

____

____

____

____

Sentir compasión por ti mismo en este viaje es esencial. En el capítulo 4 «Desafía a la policía de la comida», hemos hablado sobre cómo la mejor forma de pensar en la dieta intuitiva es como en una espiral de sanación con el lema «Ven de un lugar lleno de curiosidad, y no de reprobación». La imagen del movimiento espiral te recuerda que no deberías esperar que el progreso se mueva en una línea recta. A veces experimentarás un retorno a tipos anteriores de comportamiento, pero no deberías considerar eso como reveses. Cuando tu avance hacia delante dé vueltas alrededor de uno de estos viejos patrones, fíjate en ese movimiento con curiosidad. Emplea estos círculos (con sus regresos a comportamientos antiguos) para reexaminar tus creencias y tu diálogo interior y para volver a fijarte en lo que necesitas para cuidar de ti mismo. Tener una actitud de autocompasión es una parte esencial de este camino para sanar la alimentación por motivos emocionales. Cuando practiques cuidar de ti mismo, te sientas respaldado de formas que son singulares para tu vida y te hables con compasión, te encontrarás con que comer quizás ya no te sirva como tu fuente primaria de sustento. Se convertirá en simplemente una forma de satisfacer las necesidades de tu hambre mientras te proporciona placer y satisfacción.

Usar tu imaginación

Junto con los tipos de apoyo y respaldo de tu yo enumerados anteriormente, puedes generar una experiencia educativa en cualquier momento imaginándote un lugar en el que te hayas sentido del todo tranquilo. Puede tratarse de la playa o de una excursión por un precioso sendero en las montañas. Puede que estés sentado en tu sofá, envuelto en una manta suave y escuchando música, o puede que te encuentres en un teatro o cine, viendo una obra o una película.

Mientras imaginas esto, hazte las siguientes preguntas:

¿Cómo te sientes? ¿Se están relajando tus músculos tensos? ¿Se han ralentizado tus pensamientos acelerados?

____

____

____

Practica imaginarte en ese lugar maravilloso y tranquilo. Una vez que seas un experto en evocar la imagen y los sentimientos cálidos y relajantes, podrás emplearlos siempre que los necesites, especialmente en un momento en el que te sientas desesperado por comer pero no tengas hambre.

Aprender a reflexionar sobre tus sentimientos

Para algunas personas puede resultar una tarea agobiante averiguar qué están sintiendo cuando no tienen hambre, pero pese a ello quieren comer, o cuando se encuentran en medio de una comida y han ingerido alimento suficiente para satisfacer su hambre física pero quieren consumir más de esa deliciosa comida. Para otras personas, no obstante, esto puede suponer un reto que les aporte una ventana hacia su mundo interior.

Tomarte una pausa: ¿qué estoy sintiendo en este preciso momento?

Una de las claves para convertirse en una persona que se alimenta de forma intuitiva consiste en estar dispuesto a dedicar el tiempo necesario para intentar averiguar tus desencadenantes emocionales, de modo que el consumo de alimento esté relacionado con el hambre y la satisfacción en lugar de con tus sentimientos. Es importante que te detengas (que te tomes una *pausa*) para sintonizar con estos sentimientos. Incluso aunque finalmente decidas comer cuando no tengas hambre o seguir comiendo cuando estés saciado, una pausa de cinco minutos transforma una experiencia de comer distraído en una de hacerlo de forma consciente.

Lleva a cabo el siguiente ejercicio cuando te encuentres con que no estás físicamente hambriento, pero, sin embargo, quieras comer. Antes de meterte nada de comida (o más comida) en la boca, programa un temporizador para que suene en cinco minutos. Encuentra una postura cómoda (ya sea sentado o tumbado) en un lugar tranquilo y sin distracciones. Explora cualquiera de los sentimientos o desencadenantes emocionales que estés experimentando que puedan estar provocando tu deseo de comer.

¿Qué estás sintiendo en este preciso momento?

____

____

____

¿Qué es lo que necesito realmente en este momento?

Cuando la alarma del temporizador suene, tómate un momento para valorar si sigues sintiendo el deseo de comer. Si la respuesta es afirmativa, pregúntate: «¿Qué necesito (en este momento) para lidiar con mis sentimientos actuales?». Como tu cuerpo no está hambriento, no precisas alimento. Simplemente sé consciente de la respuesta cuando surja. No la juzgues ni determines que no puedes obtener lo que de verdad necesitas. La respuesta podría venir en forma de un argumento: «Necesito que mi pareja pase más tiempo conmigo», o «Necesito hablar con mi mejor amigo más frecuentemente», o «Necesito algo de tiempo para pensar».

____

____

____

Si tu respuesta ha aparecido en forma de un argumento, piensa en la necesidad que hay detrás de él. Puede que se trate de un sentimiento de conexión, del sentimiento de ser respaldado, de una sensación de amplitud o de una sensación de placer y goce.

La siguiente pregunta que hacerse es: «¿Cómo puedo satisfacer esta necesidad sin recurrir a la comida?». Hay muchas posibles respuestas a esta pregunta:

- Si necesitas sentir una conexión, podrías decir lo que sientes y pedir pasar más tiempo con tu pareja, o podrías programar cierto tiempo con tu familia o amigos.
- Si necesitas apoyo, podrías implicarte en actividades que te proporcionen sustento, como pintar, practicar senderismo, dormir una siesta, hacer yoga o escribir en tu diario.
- Si buscas placer y entretenimiento, podrías planear ir al cine, a ver un partido o a un concierto.
- Si necesitas pasar algo de tiempo contigo mismo, podrías decidir quedarte en casa por la tarde para ver tu programa de televisión favorito en lugar de salir de casa.

¿Qué funcionará en tu caso?

Repite regularmente esta práctica de tomarte una pausa para examinar estas dos preguntas esenciales: «¿Qué estoy sintiendo?» y «¿Qué necesito realmente?». Ésta será una de tus herramientas más valiosas.

Desarrollar tus músculos emocionales

Si tu deseo de comer sigue siendo apabullante y decides comer, siéntete libre de hacerlo, pero asegúrate de hacerlo sin que aparezcan críticas. No pienses que decidir comer después de la pausa sea un contratiempo. Sigues haciendo progresos. El propio ejercicio consistente en tomarte una pausa constituye un avance. Tu decisión de comer pasado este período forma parte del proceso de aprendizaje. En el pasado acudías directamente al alimento en cuanto te surgía un sentimiento incómodo. Con esta práctica te proporcionas la oportunidad de identificar tus sentimientos y permitirte vivir con ellos, aunque sólo sea durante algunos momentos, en lugar de emplear la comida para alejarlos de inmediato.

Recuerda que es importante venir de un lugar lleno de curiosidad, y no de reprobación. Ten curiosidad por tus necesidades y sentimientos, y no juzgues tus comportamientos. Ten paciencia con este proceso. El desarrollo y el asentamiento de cualquier nueva conducta lleva tiempo. Si acabas comiendo hasta el punto de sentirte incómodo, sé amable contigo mismo. Al igual que las emociones disminuirán, también lo hará la incomodidad física. Recuerda que tu organismo necesitará comida cuando tu hambre regrese. Haz caso a tu hambre y a tu cuerpo, y aliméntate de forma satisfactoria.

Mientras continúes llevando a cabo estas prácticas, tus *músculos emocionales* se desarrollarán, serás capaz de permanecer con tus sentimientos durante períodos más largos y, finalmente, tu necesidad de recurrir al alimento cuando no estés hambriento disminuirá y desaparecerá.

Nota: si tus sentimientos son extremadamente intensos y te parecen insoportables, piensa en contactar con un psicoterapeuta para una consulta, o si ya estás en terapia, ponte en contacto con tu terapeuta o concierta una cita extra. Algunos psicoterapeutas o terapeutas nutricionales te permitirán contactar con ellos mediante un correo electrónico cuando te encuentres angustiado. Quizás no puedan responder siempre de inmediato a este tipo de correos electrónicos, pero compartir tus sentimientos y saber que te llegará una respuesta puede resultar consolador.

La tristeza de decir «¡basta!»

Mientras sigues practicando hacer una pausa, te volverás más ducho a la hora de poder esperar hasta volver a tener hambre para comer algo (o dejar de comer cuando estés satisfecho y razonablemente saciado); pero no te sorprendas si surge la *tristeza* cuando decidas no comer en esos momentos. Es algo común sentirse triste cuando tienes que poner un límite a cualquier experiencia placentera. Si te permites experimentar la tristeza, ésta desaparecerá al cabo de algunos momentos, sobre todo si recuerdas que puedes comer lo que quieras cuando tu hambre reaparezca. Si pasas tiempo con este sentimiento de tristeza y la admites, no tendrá poder sobre ti.

La siguiente práctica está diseñada para ayudarte cuando te encuentres con que quieres seguir comiendo pese a saber que estás saciado. Puede que no te veas motivado a querer comer más por alguna emoción profunda. Puede que simplemente sea que la comida es en especial deliciosa o que tan sólo estés disfrutando del tiempo que estés pasando alejado de tus tareas habituales. Puede que sea difícil parar y poner un límite a la cantidad que estás comiendo, pero si esta práctica se lleva a cabo de manera regular, formará parte de tu crecimiento emocional.

A medida que vayas percibiendo que estás agradablemente saciado, hazte las siguientes preguntas:

¿Ha sido ésta una comida satisfactoria, tanto físicamente como en cuanto a su sabor?

____

¿Deseo sentirme físicamente cómodo y no demasiado lleno?

____

¿Estoy sintiendo que la comida ya ha acabado y que debo parar?

____

Ahora haz lo siguiente:

1. Reflexiona, durante algunos momentos, sobre el sentimiento de tristeza, además de sobre el agradecimiento que sientes por la deliciosa comida.
2. Respira hondo unas cuantas veces.
3. Ahora retírate de la mesa. Lleva el plato al fregadero, si estás en casa. Si estás en un restaurante, pide una bolsa para las sobras (si te permiten llevártelas y te gustan las sobras).
4. Si estás en casa, ve a otra habitación y lleva a cabo alguna otra actividad.
5. Advierte lo pronto que el sentimiento de tristeza empieza a desaparecer.

Cuando lleves a cabo esta práctica de forma regular, te encontrarás con un mayor nivel de satisfacción con tu comida y con un aumento de tu autoestima, sabiendo que puedes tolerar estos sentimientos de tristeza mientras, al mismo tiempo, agradeces tu creciente reconexión con la persona que se alimenta de forma intuitiva que hay en tu interior.

El enfoque de «una cosita»

Uno de los desencadenantes más poderosos del hecho de comer de forma excesiva es el sentimiento de estar agobiado y ansioso cuando las exigencias propias de la vida parecen multiplicarse exponencialmente. Tenemos las exigencias propias del trabajo o la escuela, los correos electrónicos que tienes que contestar, las llamadas que tienes que hacer, documentos que archivar, además de las facturas, las tareas propias del hogar y todos los compromisos propios de tu vida personal. El mejor mecanismo de afrontamiento cuando esto suceda consiste en comprometerse a escoger sólo una tarea que llevar a cabo en ese momento mientras te desprendes de la preocupación por todo lo demás. Elige tan sólo un documento que archivar, un artículo que leer o una llamada que devolver. Cuando hayas acabado con esta tarea podrás escoger la siguiente.

Haz este ejercicio cuando te sientas sobrepasado. ¿Te sientes menos ansioso? ¿Reduces tu deseo de comer para alejar la ansiedad?

____

____

____

____

Si llevas a cabo estas prácticas con regularidad, te encontrarás con que las actividades que escojas te proporcionarán una mayor satisfacción y bienestar físico y mental que el que te habría aportado la comida innecesaria.

La distracción útil

Puede que encuentres raro ver la palabra *distracción* en el contexto de aprender a lidiar con tus sentimientos sin emplear la comida. Has visto que aprender a respaldarte es un prerrequisito para ser capaz de tener la fuerza y la fortaleza para gestionar los sentimientos difíciles con los que te encuentras en el viaje de tu vida. También has practicado las habilidades de reflexionar sobre tus sentimientos mientras desarrollas tu musculatura emocional. Así pues, ¿por qué deberíamos, siquiera, considerar la *distracción* como una opción? La respuesta es que debemos ser prácticos y realistas. A veces simplemente necesitamos un respiro del dolor. Precisamos encontrar una actividad no destructiva que pueda proporcionarnos una alternativa a los sentimientos complicados y que pueda aportarnos alguna satisfacción, alegría, risa o una forma de descansar. Del mismo modo en que debes disponer de días de descanso del ejercicio físico para que tus músculos puedan curarse, a veces puede que necesites disponer de una pausa de tus emociones de modo que tus músculos emocionales puedan sanar.

Hay muchas actividades que pueden proporcionarte distracción cuando la necesites, y, entre ellas, se incluyen:

- ir al cine a ver una película o verla en casa;
- poner algo de música y bailar;
- hacer un crucigrama, un puzle o un sudoku;
- leer un libro interesante;
- hojear una revista; y
- jugar a un juego en el ordenador.

Date permiso para *no* estar con tus sentimientos y para escoger una actividad en la que sumergirte. ¿Con qué actividades podrías disfrutar cuando ya no puedes sentir?

____

____

____

____

En esta sección has explorado los tres caminos hacia la sanación de la alimentación por razones emocionales:

- El apoyo y respaldo de tu yo, el apoyo afectuoso y la compasión
- Aprender a reflexionar sobre tus sentimientos
- La distracción útil

Recuerda que la comida te ha ayudado a hacer frente a los desafíos propios de la vida cuando no conocías ninguna otra forma de lidiar con ellos. Mediante la práctica de los ejercicios que aparecen en esta sección te encontrarás con que estarás desarrollando y fortaleciendo nuevos mecanismos de afrontamiento que te liberarán para que coloques la comida en el lugar que le corresponde: para alimentarte y satisfacerte, en lugar de para lidiar con los sentimientos. Recuerda ser amable y compasivo contigo mismo por haber desarrollado tu anterior mecanismo de afrontamiento consistente en el empleo de la comida. Era lo mejor que sabías hacerlo en esa época.

Prevención

Hasta este momento has estado ocupándote de los desencadenantes de la alimentación por motivos emocionales. Ahora exploremos formas de reducir tu riesgo de comer por razones emocionales durante momentos de vulnerabilidad, como las interacciones sociales potencialmente estresantes. Esto evitará que te veas cazado con la guardia baja.

Preparación

Digamos que estás a punto de asistir a un evento estresante. Puede tratarse de la boda de un familiar, una fiesta, un evento de la oficina o unas vacaciones con amigos. Puede que empieces a sentir la ansiedad anticipatoria que suele aparecer cuando te encuentras con ciertas personas, en especial con familiares. De hecho, esta ansiedad podría haber sido el primer desencadenante que provocó que empezaras a usar la comida para calmarte cuando eras niño. Hay muchas formas en las que puedes prepararte, de manera proactiva, para este tipo de reunión estresante.

Si vas a estar fuera de la ciudad:

- Considera quedarte en un hotel en lugar de con tu familia, para así proporcionarte algunos límites y espacio inherentes.
- Si te quedas en casa de alguien, pregunta si le parece bien que traigas contigo algunos alimentos que te gustan. No te preocupes de que puedan criticarte. Mucha gente sufre alergias o intolerancias alimentarias: lo más probable es que tu anfitrión lo comprenda. También puede que quieras llevarte contigo algunos alimentos no perecederos, como frutos secos o frutas deshidratadas, que podrías guardar en tu habitación sin que tengas que hacer preguntas.
- Lleva contigo tu calzado para pasear, de modo que puedas tomarte una pausa de la reunión y darte un paseo.
- Lleva contigo un diario (digital o de papel), de manera que puedas escribir sobre tus sentimientos.

- Instala una aplicación de yoga en tu teléfono o tableta, de modo que puedas experimentar los efectos calmantes del yoga mientras estás lejos de tu hogar.

Hay algunas estrategias adicionales que te resultarán de ayuda, ya te encuentres lejos de tu hogar o en tu ciudad, en un evento:

- Pídele a un amigo íntimo (o a tu terapeuta o nutricionista) si puedes contactar con él si empiezas a sentir emociones difíciles. Puede que ni siquiera necesites hablar con la persona. El simple hecho de saber que puedes dejarle un mensaje de voz o de texto puede resultar suficientemente tranquilizador.
- Encuentra a algunas personas de confianza, con independencia de dónde te encuentres, que puedan consolarte.
- Asegúrate de tomarte momentos para respirar hondo de forma regular.
- Practica decir lo que piensas para que tus necesidades se vean satisfechas, y practica marcar unos límites con la gente que pueda hacerte peticiones incómodas.
- Planea una estrategia de salida simplemente por si las cosas se ponen demasiado estresantes o por si necesitas algo de espacio. Puedes decir, por ejemplo, que ha surgido algo en el trabajo y que tienes que irte.

Escoge algunas situaciones potencialmente estresantes en las que pueda existir el peligro de comer por razones emocionales. Anótalas aquí:

____

____

____

Enumera las estrategias que podrías emplear en cada una de estas situaciones:

____

____

____

Ensayo y visualización

Cuando visualizas una acción o comportamiento futuro que te gustaría lograr, centras tu energía mental en esta tarea. Con este acto de concentración estás, de hecho, generando unas redes neuronales más potentes y modificando el crecimiento de tu cerebro. Los atletas practican de manera regular la visualización de cómo meten esa canasta o marcan un gol para mejorar su rendimiento. Del mismo modo, esta técnica puede emplearse para trabajar con los desafíos relacionados con la comida. Puedes ensayar un evento venidero visualizándolo. Para este ejercicio, prueba a usar una de las situaciones estresantes que has enumerado antes.

Imagínate que te encuentras en la situación que está haciendo que te preocupes. Visualiza que es la hora de servir la comida. Cuando tengas una imagen clara de este evento, responde a las siguientes preguntas:

1. ¿Qué emociones y sensaciones físicas podrías esperar sentir? ¿Qué retos podrían desencadenar tu necesidad de comer en exceso o restringirte el alimento? ¿Quizás una conversación con un miembro de tu familia? ¿Tal vez sentirte estresado por el viaje? ¿Es posible que demasiado tiempo de inacción sin ninguna actividad?

____

____

____

____

2. Cuándo visualizas la parte del evento en la que coméis, ¿qué sentimientos experimentas?

____

____

____

____

3. Si estos sentimientos parecen difíciles de gestionar, ¿qué estrategias podrías emplear para evitar comer en exceso o restringirte el alimento?

____

____

4. ¿Qué te haría sentir comer demasiado o restringirte el alimento?

____

____

____

5. Ahora imagina cómo podría ser mantenerte fiel a las señales de tu organismo y comer sólo porque tienes hambre. Si no hubieras acallado tus sentimientos con un exceso de comida o restringiéndote el alimento, ¿sentirías una aflicción emocional? ¿Qué podrías hacer para consolarte?

____

____

____

6. ¿Qué sentimientos positivos podrían surgir como resultado de tu capacidad para lidiar con este evento estresante sin emplear la comida ni restringírtela?

____

____

____

____

Puede que hayas comido por razones emocionales durante muchos años para así anestesiar sentimientos que eran difíciles de soportar. Al igual que no esperarías ser capaz de correr un maratón si hubieras permanecido sedentario durante mucho tiempo, resultaría poco razonable que esperaras ser capaz de tolerar fácilmente sentimientos difíciles en este tipo de situaciones de inmediato. Recuerda que al igual que debes desarrollar tus músculos para convertirte en un atleta, debes desarrollar tus *músculos emocionales* para ser capaz de tolerar los sentimientos.

Resumen

La tendencia a comer por razones emocionales podría proporcionarte un extraño regalo. En cualquier momento en el que te encuentres con que ansías la comida sin tener hambre (o si quieres restringirte el alimento cuando tu cuerpo necesita que lo nutran), detente por un momento para ser consciente de que esta necesidad es, en realidad, una voz que procede de tu interior. Te está haciendo saber que hay una emoción o necesidad que requiere tu atención. Piensa en qué podría consistir y recurre a ese pozo de sabiduría de tu interior: encontrarás la solución adecuada para esta emoción o necesidad.

Al seguir practicando los ejercicios que aparecen en este capítulo, irás encontrando más fácil identificar y examinar tus desencadenantes y tus emociones relacionados con la comida. Dispondrás de una caja de herramientas cada vez más completa de técnicas útiles. Con la práctica regular descubrirás que tu experiencia vital se expande exponencialmente, de modo que la comida ocupará su lugar adecuado: como fuente de nutrientes y como uno de los placeres sencillos de la vida.

En el próximo capítulo aprenderás a hacer caso a tu cuerpo practicando técnicas que reflejan gratitud y respeto.

Capítulo 8

Principio número ocho

Respeta a tu cuerpo

Acepta tu material genético. Al igual que una persona que calce un 40 no podría esperar, siendo realista, que el pie le quepa en un zapato de la talla 37, resulta igual de fútil (e incómodo) tener la misma expectativa con respecto a tu talla. Pero por encima de todo, respeta a tu cuerpo de modo que puedas sentirte mejor con quien eres. Es duro rechazar la mentalidad de hacer dieta si no eres realista y excesivamente crítico con la forma de tu cuerpo.

La definición que da el diccionario de la palabra *respeto* incluye vocablos como *honor*, *consideración*, *admiración*, *reverencia*, *estima*, *educación*, *cortesía*, *urbanidad*, *deferencia* y *dignidad*. Tristemente, rara vez oímos a la gente describir su cuerpo de esta forma. Vivimos en una cultura de vapuleo de nuestro cuerpo y de sentir vergüenza de él gracias a la proliferación de los programas de dietas milagrosas, las redes sociales y los programas de televisión en los que se acosa a gente bajo la apariencia de preocuparse de su salud. Como si el cuerpo humano pudiera esculpirse a voluntad para que adquiera una forma o talla distintas.

Es algo muy frecuente que la persona que hace dieta de forma crónica sienta desdén por su cuerpo actual; pero es importante recordar que este cuerpo es tu hogar para el resto de tu vida, puede desplazarte de un lugar a otro, puede consolar a un ser querido con un abrazo y puede proporcionar placer. Frecuentemente puede dar a luz a un bebé y gestarlo y cuidar de él.

Respetar a tu cuerpo significa tratarlo con dignidad y amabilidad, además de satisfacer sus necesidades básicas. En este capítulo harás ejercicios que te ayudarán a aprender a:

- aceptar la información genética de tu cuerpo;
- mostrar gratitud por tu cuerpo;

- practicar conductas respetuosas para con tu cuerpo;
- dejar de comparar tu cuerpo con otros;
- modificar el lenguaje que usas cuando hablas acerca de tu cuerpo.

No puedes engañar a la Madre Naturaleza

Cada uno de nosotros nace con una información genética que determina nuestra altura, peso y salud potenciales, además de multitud de otros detalles: desde la talla de pie hasta el color de los ojos. Cuando te encuentras en sintonía con tus señales de hambre y de saciedad y te mueves y mantienes activo de forma regular, podrás mantener y conservar el mayor potencial posible de tu cuerpo. Sin embargo, sabemos que los factores ambientales pueden influir en nuestra capacidad de alcanzar este potencial o, de hecho, pueden destruirlo. La inanición durante la primera infancia puede afectar al crecimiento de los huesos y los dientes de forma permanente, y la malnutrición puede dañar todos los órganos e incrementar el riesgo de sufrir infecciones, enfermedades de declaración obligatoria e incluso de morir.

La mayoría de los casos de inanición y malnutrición son provocados por la pobreza, las guerras y los maltratos, pero sus perniciosos resultados también pueden ser ocasionados por los intentos por engañar a la Madre Naturaleza. El poder de la cultura también puede provocar el caos sobre la lógica. En la historia de China, sabemos que el ideal cultural de que las mujeres tuviesen los pies pequeños provocó que muchos permitiesen que los pies de sus hijas fueran rodeados y atados con vendas a una tierna edad para así forzar que los pies se desarrollaran para adquirir una estructura deforme (pero muy pequeña), dejándolas tullidas, en esencia. En esa época la gente creía que una mujer debía tener los pies pequeños para así poseer un estatus y emparentarse con una buena familia. En nuestro mundo actual, vivimos rodeados de un ideal cultural de delgadez. Tanto si procede de las imágenes que aparecen en los medios, en la industria de la moda o la belleza, o debido a la presión familiar, somos testigos del impulso incansable por perder peso, modificar el aspecto del cuerpo y generar una imagen que es imposible de conseguir o mantener. Combina estas cuestiones culturales con las supuestas implicaciones para la salud de la obesidad y obtendrás la tormenta perfecta para la insatisfacción con tu cuerpo.

Uno puede perder peso rápida (y peligrosamente) mediante un trastorno alimentario como la anorexia, que, si no se trata, tendrá consecuencias para la salud similares a los de la completa inanición. Uno puede perder peso de manera temporal haciendo dieta, pero tal y como hemos descrito algunas veces a lo largo de este manual, las dietas simplemente no funcionan. Lo que es incluso peor es que hacer dieta favorece ganar peso y acabar pesando más que antes de hacer la dieta: esto se ha demostrado en niños, adolescentes y adultos; y pese a ello, la gente intenta, continuamente, engañar a la Madre Naturaleza, creyéndose que puede conseguir y mantener su cuerpo de fantasía.

El primer paso para respetar tu cuerpo consiste en aceptar que éste está destinado a mantener su información genética. Los pocos que abandonan las dietas poco tiempo después de iniciar esta conducta fútil puede que sean suficientemente afortunados como para tener un cuerpo resiliente que regrese a su constitución genética inicial. Sin embargo, la mayoría de la gente que hace dieta prueba con una dieta tras otra a lo largo de toda su vida, arriesgándose a tener un metabolismo ralentizado, una mayor relación grasa/músculo y un peso que no se parece al que fue programado originalmente para su cuerpo. ¿Con qué frecuencia oímos a la gente decir: «He visto una foto mía de cuando era adolescente (o de cuando tenía unos veinte o unos cincuenta años): ¡Cuánto odiaba mi cuerpo! ¡Daría lo que fuera por tener ese cuerpo ahora!»?.

Detén esta locura y deja de intentar engañar a la Madre Naturaleza. Acepta el cuerpo que se supone que debías tener. Trátalo con cariño, respeto, cuidando de él, llevando una vida sana y con alegría. La libertad que obtendrás como resultado de ello te permitirá dedicar tu atención a objetivos vitales que de verdad se pueden conseguir y mantener.

Tu vida sin la negatividad con respecto a tu cuerpo

Lamentablemente, muchas personas dignas, interesantes, amables y hermosas tienen unas opiniones tan negativas sobre su cuerpo que no logran ver todo lo demás relativo a ellas que es positivo.

¿Qué opiniones negativas tienes sobre tu cuerpo?

____

____

____

____

Imagina cómo sería tu vida si abandonaras las opiniones negativas sobre tu cuerpo y la idea de intentar cambiarlo. ¿Cómo te sentirías estando libre de las preocupaciones relativas a tu cuerpo? ¿Qué nuevos cambios podrían darse en tu vida?

____

____

____

____

¿Qué sentimientos surgen mientras trabajas para desprenderte de la imagen negativa de tu cuerpo y para aceptar la constitución genética que la Madre Naturaleza le ha dado a tu cuerpo?

____

____

____

Formas de mostrarle respeto a tu cuerpo

Incluso aunque no estés completamente preparado para aceptar la constitución genética de tu cuerpo, y aunque no te guste tu cuerpo, puedes seguir cultivando hábitos que sean amables y respetuosos con él.

Gratitud

Un estudio sobre los efectos de la gratitud sobre el bienestar físico y psicológico concluyó que una atención consciente sobre las bendiciones puede tener beneficios emocionales e interpersonales, y especialmente un humor positivo (Emmons y McCullough, 2003). En otro estudio (Wood *et al.*, 2008), los investigadores averiguaron que la gratitud protegía a la gente frente al estrés y la depresión.

Para aquellos que han mostrado poco respeto por su cuerpo durante muchos años, la idea de mostrar gratitud por un cuerpo que consideran inferior puede parecer ridícula. Pese a ello, si se puede abordar la gratitud con una mente abierta, la gente puede encontrar algo acerca de su cuerpo que valore:

- la capacidad de caminar (un beneficio que se vuelve bastante aparente después de romperse una pierna o lesionarse la rodilla)
- la capacidad de practicar deporte o actividades durante el tiempo libre
- el don de recibir placer, ya sea procedente de un masaje, del sexo o incluso de rascarse cuando sientes picor
- en el caso de una mujer, la capacidad de gestar y dar a luz a un bebé sano
- la capacidad de coger a un bebé o niño pequeño y jugar con él

¿Qué cosas puede hacer tu cuerpo? ¿Sientes gratitud por estas habilidades?

____

____

____

____

Los cuidados propios

El concepto de cuidar de ti mismo es un hilo que discurre por muchos de los principios de la dieta intuitiva. Puedes mostrar respeto cuidando de tu cuerpo de manera rutinaria de formas sencillas y directas:

- duchándote y lavándote la cara y el cabello regularmente
- cepillándote los dientes y pasándoles seda dental
- moviendo tu cuerpo mediante una actividad física placentera
- incluyendo algunos alimentos nutritivos a tu ingesta diaria
- obteniendo suficiente sueño reparador

Si no practicas alguno de estos elementos básicos de los cuidados propios de forma sistemática (o no lo haces en absoluto), escoge uno de aquellos que necesites mejorar y practícalo durante una semana. Después de mejorar constantemente en un área, añade otra hasta que hayas adoptado o mejorado la mayoría de ellas.

¿Con qué frecuencia estás dispuesto a comprometerte a ello?

____

____

____

____

Librarte de la báscula

Una de las formas más directas de mostrar respeto a tu cuerpo consiste en dejar de pesarte. Subirte a la báscula tiene la capacidad de arruinarte el día (o de proporcionarte una euforia temporal que se deshincha rápidamente). La báscula supone una medición que carece de sentido para lo que es importante de verdad: comer alimentos saciantes, hacer caso a tu hambre y dejar de comer de forma sistemática cuando te sientas agradablemente satisfecho. La cifra que aparece en la báscula puede hacerte volver a la adoración de la delgadez y al engaño de que puedes, de hecho, cambiar tu talla de forma permanente, con todas las fantasías de la vida que llegarán mágicamente con un menor peso. Te desconecta por completo de los aspectos importantes, reales y trascendentales de tu vida. La siguiente práctica puede ayudarte a liberarte de la tiranía de pesarte.

Empieza visualizando la última vez que te subiste a la báscula.

1. ¿Cómo te sentiste antes de subirte a la báscula? ¿Estabas ansioso, esperanzado o lleno de miedo?

____

____

____

2. Después de haber visto la cifra, ¿cómo hizo eso que cambiara tu humor o cómo te sentiste contigo mismo?

____

____

____

3. ¿Afectó la cifra de la báscula a lo que comiste ese día? ¿Te hizo pensar que deberías comer menos ese día, o quizás te dio permiso para comer más porque la cifra era más baja de lo que esperabas?

____

____

____

Si sientes la necesidad de subirte a la báscula esta semana, tras completar el ejercicio, vuelve a seguir los pasos mencionados antes para ser consciente del impacto negativo que genera que te peses. Recuerda contactar con tus pensamientos y sentimientos mientras continúas con esta práctica. Si te pesas, intenta contestar a estas preguntas después.

1. Escribe acerca de tus pensamientos antes y después de decidir pesarte.

____

____

____

2. Ahora piensa en si elegirías continuar con esta experiencia, recordando cualquier sentimiento negativo que pueda haber surgido.

____

____

____

3. ¿Estás dispuesto a plantearte deshacerte de tu báscula? Si no es así, ¿cuál es el primer paso que podrías dar para pesarte con menos frecuencia y, finalmente, nada en absoluto?

____

____

____

Mucha gente experimenta tanto alegría como temor cuando piensa y, finalmente, continúa con la tarea de librarse de la báscula. Esta acción proactiva afirma tu compromiso de alejar tu atención de tu peso y centrarla en la sintonización con las señales procedentes de la sabiduría interna de tu organismo. Al principio puede parecer amedrentador, pero al final el sentimiento será liberador.

Otra acción asertiva que puedes llevar a cabo consiste en declinar ser pesado en el consultorio de tu médico. Por desgracia, mucha gente evita las visitas al médico, incluso pese a estar enferma, debido a su ansiedad porque la pesen. Teme el juicio por parte de su médico, además del suyo propio. Tienes derecho a decir lo que piensas y a rehusar subirte a la báscula. Hay muy pocas circunstancias en las que tu peso real pueda suponer una diferencia para la valoración del estado de salud de alguien. Entre ellas podríamos incluir un embarazo, los cálculos para averiguar la dosis de ciertas medicaciones y la insuficiencia cardíaca congestiva. En estos casos, es de utilidad que hables con tu médico sobre tus sentimientos para así obtener su apoyo. En estas circunstancias puedes solicitar que no te enseñen las cifras que aparecen en la báscula.

Deja de chequear tu cuerpo

Te felicitamos si has hecho las paces con la eliminación de la báscula de tu vida. Éste es el primer paso para cambiar los hábitos de autovaloración negativos. Recuerda que respetar tu cuerpo significa tratarlo con un cuidado cariñoso, independientemente de tu talla o tu peso. Por desgracia, la gente sigue chequeando su cuerpo de otras formas para medir si es «lo bastante buena».

Algunas personas, por ejemplo, tienen unos pantalones en el armario que emplean para «medir» si su peso ha cambiado. Si los pantalones les quedan más apretados, esto puede provocar los mismos sentimientos negativos que experimentarían si vieran que la cifra que aparece en la báscula aumenta. Puedes combatir este tipo de medición poniéndote ropa distinta cada día, de modo que no generes una memoria corporal sobre cómo te quedan unos pantalones concretos.

Algunas personas se miran en los espejos de los ascensores, los probadores y el gimnasio y en cualquier espejo que encuentren. Esta comprobación en un espejo no hace sino perpetuar el juicio que la gente tiene sobre si está a la altura de la ilusión de un cuerpo perfecto e ideal. ¿Recuerdas los espejos de feria con los que te reías de pequeño? La mayoría de los espejos no distorsionan tanto las imágenes, pero lo que es cierto es que no te proporcionan una imagen precisa de ti mismo. Prestar tanta atención a tu imagen no hace sino distorsionar el concepto amplio que tienes de ti mismo y todo el espectro de tus atributos.

Despréndete de tu ropa vieja

Otra experiencia sanadora consiste en empaquetar la ropa relacionada con hacer dieta y que ya no te queda bien. Si no estás preparado para tirarla o dársela a alguien (especialmente si tiene un valor sentimental), puedes dejar la caja en la parte posterior de tu armario o en el garaje. Más adelante, cuando te sientas preparado, podrás desprenderte de ella. Como te compraste la ropa cuando estabas intentando perder peso, probablemente no te quedarán bien con tu talla corporal habitual, que mantendrás mediante la dieta intuitiva y una actividad saludable. Recuerda que parte de tu compromiso con este proceso consiste en librarte de la mentalidad propia de hacer dieta. Aferrarte a estas prendas te mantendrá atascado en la fantasía que acompaña a cada nueva dieta. Desprenderte de esa ropa será liberador. Cuando abras la puerta de tu armario no sentirás esa punzada de desesperación que sientes cuando ves prendas ahí que sabes que no te puedes poner.

Lleva ropa cómoda

La otra cara de deshacerte de tu ropa contaminada por las dietas consiste en conservar, ponerte y comprar ocasionalmente sólo prendas que te queden bien y sean atractivas. Ponerte ropa que te quede demasiado apretada no te hace sino sentirte incómodo y no expresa respeto por tu cuerpo. Esto también se aplica a la ropa interior. La ropa interior demasiado apretada puede hacerte sentir como si llevases una camisa de fuerza. La ropa que te queda demasiado apretada te hace sentir encerrado y atrapado, y, en ocasiones, hará que ni siquiera puedas respirar hondo.

Evalúa tu vestuario. ¿Hay prendas de las que debas desprenderte? ¿Tienes ropa que no te quede bien? Respeta a tu cuerpo haciendo este inventario de tu armario y emprendiendo las acciones necesarias para recobrar la alegría en tu ropa.

El siguiente ejercicio quizás quieras llevarlo a cabo mientras te encuentras de pie frente a tu armario. Escribe acerca de las prendas que tienes en tu ropero y sobre las acciones que debes emprender.

Empieza por empaquetar cualquier prenda

- que no te haga sonreír cuando la mires;
- que sepas que sólo te queda bien cuando tienes un peso exageradamente bajo debido a las dietas o una enfermedad; y
- en la que puede que entres, pero que no te quede bien o esté manchada o desgarrada.

Después de hacer limpieza en tu armario, ¿cómo te sientes?

____

____

____

____

Comprarte ropa nueva

Ahora que has eliminado las prendas incómodas de tu armario, puede que haya llegado el momento de que te compres algo de ropa nueva. Aquí tienes algunos pasos que te ayudarán a hacer que esta experiencia sea un éxito:

- Escoge un día para ir de compras en el que tus emociones sean neutras o positivas.
- Empieza por coger algunas prendas de los estantes (unos vaqueros, por ejemplo) de diversas tallas.
- Cuando estés en el probador, dale la espalda al espejo, de forma que no lo mires.
- Pruébate uno de los vaqueros que hayas escogido.
- Estírate, contorsiónate, contonéate y siéntate con ellos puestos.
- Si estos vaqueros no te quedan cómodos, quítatelos, sin mirar al espejo, y pruébate otros vaqueros de otra marca o talla.
- Si, y sólo si, te quedan cómodos, date la vuelta y mírate en el espejo para ver si superan tu prueba de estilo.
- Si das con unos vaqueros que te sienten genial y superen tu prueba de estilo, entonces vete a la caja y cómpratelos.

La idea es que compres ropa basándote en cómo te *sienta*. Si te queda bien, no irás recolocándotela y sintiéndote incómodo con algo que piensas que es bonito pero con lo que no te sientes a gusto.

Deja de comparar

Un potente signo de autoestima es la capacidad de mantener una sensación autónoma de tu propia valía. Aprecia la multitud de valores que son verdaderamente tuyos: los dones con los que naciste. Practicar y refinar tus talentos y reconocer el trabajo que ya has hecho para aprender y crecer muestran, todos ellos, una conciencia de respeto hacia ti mismo. Compararte con otros conduce a un sufrimiento innecesario que engendra sentimientos de superioridad o de envidia. En lugar de comparar, empieza a valorar tus cualidades singulares que no tienen nada que ver con tu aspecto.

Tus cualidades personales

Anota algunos aspectos sobre ti mismo que aprecies especialmente. Reflexiona sobre los rasgos, características y valores que posees que no tengan nada que ver con tu cuerpo o tu aspecto. Podrían incluir dones personales, como tu inteligencia o tu capacidad para cantar o bailar; cosas que has trabajado duro para conseguir, como tu carrera académica o profesional; u otras cosas, como tus amistades y tu vida familiar:

- ser inteligente
- ser divertido
- ser compasivo
- ser alguien que sabe escuchar
- tener un buen cónyuge, progenitor o amigo
- ser paciente
- trabajar duro
- estar dotado para el arte o la música
- ser cariñoso
- ser generoso
- ser considerado

Anota, sin prisas, tantas cualidades como te acudan a la mente:

____

____

____

____

____

____

Muchas personas se mantienen alejadas del aprecio por los dones personales que son verdaderamente suyos (las muchas cualidades y atributos que les hacen únicos), y, pese a ello, tienden a compararse regularmente con otros para ver si dan la talla. «¿Ha sacado Sarah mejor nota que yo en el examen o en el trabajo final?». «¿Obtendré en el trabajo un aumento de sueldo o un ascenso antes que Michael?». «¿Me piden tantas citas como a mis mejores amigos?». «¿Estoy publicando estudios científicos o libros como mis colegas?». Y suma y sigue.

Comparación de tu cuerpo

El problema de compararte con tus amigos y colegas extiende su foco de atención al cuerpo. ¿Quién tiene el mejor cabello, la piel más tersa, los músculos más fuertes, las piernas más largas o la cintura más fina? Hacemos estas valoraciones sobre nuestro cuerpo fijándonos regularmente en amigos, familiares, actores, modelos y en casi toda la gente que vemos por la calle. Esta atención que prestamos a los demás es la forma más segura de alejarte de tus propias cualidades especiales. También mantiene el foco de atención en lo externo y te aleja de tu verdadero sentido en la vida.

Fijarte en el cuerpo de otro también hace que hagas conjeturas sobre cómo consiguió esa persona ese cuerpo. Si uno se fija en la delgadez, no hay forma de saber si esa persona padece una enfermedad física que provoca pérdida de peso, un trastorno alimentario o si, simplemente, tiene un metabolismo ultrarrápido. Concluir que tú podrías alcanzar ese mismo peso descarta estos factores desconocidos, además de la ciencia de tu constitución genética. En definitiva, compararte con los demás supone la forma más segura de hacerte sentir mal contigo mismo.

Los siguientes puntos están diseñados para ayudarte a ser consciente de tu hábito de compararte con los demás:

1. ¿Con qué frecuencia te fijas en el aspecto de los demás, su ropa, su talla o cualquier otra cosa exterior? Enumera algunas de las personas en las que te fijas.

___

___

___

2. Percibe cómo te sientes cuando te comparas con otra persona. ¿Te sientes inferior, triste o inútil? O quizás te sientas superior e incluso altivo cuando pienses que tienes un mejor aspecto que otra persona. ¿Cuáles son los sentimientos que sueles tener?

___

___

___

3. Piensa en un momento reciente en el que te encontraras atrapado en la trampa de la comparación y acabaras sintiéndote «menos que». Tómate un momento para recordar cómo te sentiste: absorbe todas las emociones que sentiste en ese momento. Ahora vuelve a remitirte a tu práctica sobre la gratitud y a la lista de tus valores personales y fíjate en quién eres como persona y cuáles son tus dones y cualidades singulares. ¿Cómo cambian tus emociones y sentimientos después de que hayas vuelto a trasladar tu atención a tus propias cualidades positivas?

____

____

____

La práctica del «y»: alejar el foco de atención de la identificación con el cuerpo

Esta práctica reconoce que quizás te estés sintiendo verdaderamente incómodo en tu cuerpo físico, pero en lugar de quedarte atascado en esta sensación o identificación, es importante que te recuerdes algunas de tus otras cualidades que valoras y que no tienen nada que ver con tu aspecto.

- Emplea una descripción neutra y no crítica sobre cómo te sientes físicamente en tu cuerpo. No emplees palabras cargadas de implicaciones como *hinchado* o *fofo*, que pueden imponer in juicio sobre ti. En su lugar, usa palabras como *incómodo* o *desafiante*, que reconocen las sensaciones físicas sin entrar en el juego de las expectativas sociales. Por ejemplo: «Estoy teniendo un día difícil con respecto a mi cuerpo» o «Me siento físicamente incómodo en mi cuerpo hoy».
- Añade «*y*» a la descripción anterior y luego agrega tres cosas que admires de ti (acude a tu lista de cualidades personales, más arriba, en caso necesario). Por ejemplo: «Estoy teniendo un día difícil con respecto a mi cuerpo». «Soy una persona que sabe escuchar, un gran profesor y alguien que trabaja duro».

Ahora es tu turno. Crea una frase que pudieses decirte cuando estés teniendo un mal momento en tu cuerpo.

____

____

____

Envidia

La envidia es una emoción humana normal. Surge cuando ves a alguien que tiene algo que percibes que tú no tienes. Crees que si lo tuvieras tu vida sería mucho mejor. Probablemente sea una de las emociones más difíciles de soportar. Con frecuencia, cuando la gente escoge compararse con otros, hace esto con la esperanza de encontrar algo que pueda criticar en la otra persona. Esto les aporta una sensación temporal de superioridad mientras rebajan a la otra persona y se elevan a sí mismos con la comparación. Así, el sentimiento de envidia se evita durante un instante. Paradójicamente, se da un cambio con bastante rapidez y uno empieza a concentrarse en alguna cualidad que posee la otra persona y que se codicia. La envidia surge de inmediato y es probable que se sienta una desesperación incluso peor cuando se llegue a la conclusión de que, en realidad, la otra persona es «mejor» o tiene más que nosotros.

Para esta práctica, concéntrate primero en tus sentimientos de envidia.

¿Con qué frecuencia sientes envidia de aspectos de las vidas de los demás o de su cuerpo? ¿Con frecuencia? ¿A veces? ¿En raras ocasiones?

____

Cuando sientes esa envidia, ¿puedes soportarla? ¿O intentas dar con una forma en la que crees que eres mejor que la otra persona? Advierte cómo te hace sentir esto.

____

____

____

____

¿Con qué rapidez hace este sentimiento de ser mejor que la otra persona que regreses a un sentimiento de no ser suficientemente bueno? ¿Sientes entonces un deseo de perfeccionarte?

____

____

____

Independientemente de cómo te sientas, recuérdate que la envidia es una emoción normal. Cuando te sientas cómodo aceptando este sentimiento, tu deseo de actuar en su contra (rebajando a otra persona para así elevarte) disminuirá. No te verás afectado por la avalancha de sentimientos de superioridad que emergen, pero evitarás el potencial de estrellarte después. Una vez más, oriéntate hacia los sentimientos de gratitud por tus propios dones y valores personales.

Vapulear tu cuerpo

Una de las conductas más irrespetuosas en las que puedes implicarte es en hablar negativamente de tu cuerpo o vapulearlo. Es doloroso y triste oír a alguien que hace críticas demoledoras sobre su aspecto, físico, peso, talla o altura. Gente que nunca diría nada desagradable a un niño, amigo o conocido (incluso a alguien con quien no tenga relación) se dice cosas horribles a sí misma. (Nota al margen: hemos oído algunos relatos terroríficos de clientes que han sido degradados, criticados y juzgados por sus progenitores, hermanos o parejas. Éstos son casos de maltrato emocional y deben ser tratados por un terapeuta especializado en traumas).

Esta práctica te ayudará a reconocer, admitir y poner fin a tus comentarios de maltrato hacia ti mismo y de vapuleo de tu cuerpo.

1. Reconoce tus pensamientos críticos con respecto a tu cuerpo. Presta atención a tu diálogo interior en los momentos en los que es probable que examines tu cuerpo:

    - cuando te duches

    ____

    ____

    ____

    - cuando te estés vistiendo

    ____

    ____

    ____

- cuando te eches un vistazo en un espejo

____

____

____

2. Reconoce cómo te hacen sentir esos pensamientos en ese momento. ¿Te sientes ansioso, avergonzado o triste? ¿Reconocerías algo como «Estos pensamientos no me están ayudando y me están haciendo sentirme fatal conmigo mismo»?

____

____

____

3. Cuando te encuentres involucrándote en el vapuleo de tu cuerpo, describe tu entorno y lo que ves y oyes. (Puedes hacer esto a modo de monólogo interior o exponerlo en voz alta: lo que te resulte más cómodo). Digamos, por ejemplo, que estás caminando por algún lugar y que ves tu reflejo en un espejo o en la ventana de un edificio cercano, y empiezas a tener pensamientos de vapuleo de tu cuerpo (como, por ejemplo, «Mis piernas son muy gordas: soy repugnante»). Cuando adviertas que haces esto, sigue los siguientes pasos:

    - Detente.
    - Describe, empleando una voz objetiva, lo que veas u oigas, sin editarlo. Por ejemplo: «Veo cuatro coches aparcados en la calle. Uno de ellos es amarillo. Oigo a niños riendo. ¡Vaya! ¡No puedo soportar mis piernas!».
    - Percibe cuándo los pensamientos invasivos de vapuleo de tu cuerpo empiezan a aparecer a hurtadillas. No juzgues: simplemente reconoce, con tranquilidad, que tu mente se ha desviado y sigue narrando, poco a poco, lo que estés viendo u oyendo. «Aquí vuelven mis pensamientos de vapuleo de mi cuerpo. Debo volver a concentrarme y seguir con mi relato. Veo un coche plateado. Oigo a cuervos graznando».

Practica, en las líneas que aparecen a continuación, la narración de tu entorno de esta forma, y si surgen pensamientos negativos, reconócelos y avanza.

Mediante el empleo de esta práctica estás entrenando a tu mente para que se concentre en cosas distintas a tus pensamientos negativos. Con el tiempo podrás, sencillamente, detener tus pensamientos críticos sin tener que relatar tu entorno. En este momento de tu batalla con la autocrítica, la narración sirve a modo de los ruedines de una bicicleta, ayudándote a que tu mente se vuelva a centrar. Con el tiempo no la necesitarás.

Esta semana practica esta técnica durante algunos minutos cada día cuando *no* la necesites. Te ayudará a aportarte una buena base y notarás que, incluso cuando no exista una carga emocional, la mente tiende a divagar. Puedes narrar lo que ves u oyes mientras estás conduciendo, yendo en autobús o esperando antes de una cita: lo que sea. Cuando descubras que te has distraído, reconoce la distracción y sigue narrando poco a poco. La clave consiste en practicar. No importa la frecuencia con la que tu mente divague: el aspecto principal del ejercicio consiste en aprender a que te des cuenta de tus pensamientos dispersos y que luego vuelvas a centrar tu mente.

Escribe sobre esta experiencia con este ejercicio durante esta semana. ¿Con qué frecuencia has tenido que redirigir tus pensamientos? ¿Has tenido pensamientos de vapuleo de tu cuerpo? Si es así, ¿cómo te has sentido cada vez que tenías uno de esos pensamientos negativos? ¿Cómo te has sentido cuando redirigías tus pensamientos alejándolos de la autocrítica y regresabas a la simple narración de tu entorno?

Conversaciones negativas sobre el cuerpo

¿Con qué frecuencia te encuentras en una fiesta o con un grupo de amigos y la conversación se dirige hacia las dietas y las grasas? Vivimos en una sociedad que parece obsesionada con estas discusiones, independientemente de la edad, la educación o la profesión. Es algo generalizado. Al contrario que una charla educada sobre el tiempo, estas conversaciones son dañinas, porque refuerzan el estigma relacionado con el peso y la vergüenza por el físico. Decir lo que piensas en estas situaciones requiere valentía. Sugiere que eres alguien que sabe que el valor de una persona está ligado a su resolución, su amabilidad para con los demás y sus valores profundos, en lugar de a su talla o la forma de su cuerpo. Hay muchas formas de sortear estas conversaciones, dependiendo de tu nivel de comodidad, que van desde, simplemente, no implicarte en la charla hasta reivindicarte o cambiar de conversación.

- Como mínimo para de (o no empieces a) hablar del cuerpo de la gente (incluido el tuyo), ya sea juzgándolo o con un sentimiento de aspiración.
- Di lo que piensas y reta amablemente a los demás a ser conscientes de sus afirmaciones y juicios. Mucha gente no es consciente de sus prejuicios con respecto al peso, pese a ser algo desenfrenado en nuestra cultura; y a mucha gente no se le pasa por la cabeza que hablar con admiración de la delgadez de alguien o de su pérdida de peso implica una crítica a todos los que no encajen en estas normas sociales. Hay algunas formas de conseguir esto:
    - «Me duele oír a gente degradarse basándose en el aspecto».
    - «Sois mucho más que vuestro peso. Me encanta oír vuestros puntos de vista sobre la política, el teatro y los libros. Esto no tiene nada que ver con vuestra talla corporal».
- Desvía la conversación hacia los viajes, una obra teatral o película que hayas visto o, de hecho, a cualquier cosa que no promueva esta conversación ofensiva.
    - *Conversación negativa sobre el cuerpo*: «No podría llevar un bañador en la playa. ¡Me siento tan gordo!».
    - *Desvía la conversación*: «Estuve cerca de la playa el fin de semana pasado y vi una preciosa puesta de sol. Si tenéis la oportunidad de acercaros allí una tarde, no os creeréis lo maravilloso que es eso en esta época del año».
    - *Conversación negativa sobre el cuerpo*: «No puedo creerme la cantidad de peso que he ganado. Esta noche no hay pan ni postre para mí».
    - *Desvía la conversación*: «Hablando del postre, comí una porción de un maravilloso pastel en la boda en Susie la semana pasada. Tengo que averiguar qué pastelería se lo hizo».

Para el siguiente ejercicio, escoge un momento en el que vayas a estar con varias personas. Revisa las posibles respuestas y ten presentes algunas ideas sobre lo que podrías decir si alguien empieza a hablar sobre la última dieta o dice algo burlón acerca de su cuerpo o crítico sobre el cuerpo de otra persona. Si surgió una conversación así, ¿cómo gestionaste esta situación? ¿Qué dijiste para desviar la conversación o para abordarla directamente? ¿Cómo te sentiste durante la conversación y después?

Si los demás no se mostraron receptivos con lo que decías, ¿qué estrategia podrías trazar para decir lo que quieres la próxima vez que suceda esto? (Esto podría incluir aceptar que algunas personas podrían no captar tu punto de vista y decidir cómo quieres invertir tu energía emocional).

Emprendiendo acciones para dejar de hablar de la gordura y las dietas, estarás concienciando a aquellos que no se den cuenta del daño que están provocando con su conversación. Una persona puede empezar a cambiar el mundo. Enorgullécete de formar parte de ese esfuerzo.

Valoración formal de la imagen positiva del cuerpo

Los estudios sobre la imagen corporal se han centrado, históricamente, en sus aspectos negativos, como la vergüenza y la insatisfacción con respecto al cuerpo. Por suerte, nuevos estudios están explorando los beneficios de estar agradecido por tu cuerpo. Tylka y Wood-Barcalow (2015) desarrollaron la Escala de Valoración de tu Cuerpo, que define y valida los tres aspectos clave del aprecio por tu cuerpo:

- La aceptación de tu cuerpo, con independencia de tu talla o tus imperfecciones.
- El respeto por tu cuerpo y sus cuidados mediante tu implicación en conductas que fomenten la buena salud.
- La protección de tu cuerpo resistiéndote a la internalización de patrones irreales y estrechos sobre la belleza perpetuados por los medios.

Escala de Valoración de tu Cuerpo

Aquí tenemos una versión simplificada de su Escala de Valoración de tu Cuerpo actualizada. Proporciona una medida válida de la valoración de tu propio cuerpo y una imagen positiva de éste. Escribe «Sí» o «No» al lado de cada afirmación para ver lo lejos que has llegado en cuanto al respeto por tu cuerpo.

- Respeto mi cuerpo.
- Me siento bien con mi cuerpo.
- Siento que mi cuerpo tiene, por lo menos, algunas cualidades buenas.
- Asumo una actitud positiva con respecto a mi cuerpo.
- Estoy atento a las necesidades de mi cuerpo.
- Siento amor por mi cuerpo.
- Agradezco las características diferentes y únicas de mi cuerpo.
- Mi comportamiento revela mi actitud positiva con respecto a mi cuerpo. Por ejemplo, camino con la cabeza alta y sonriendo.
- Me siento cómodo en mi cuerpo.
- Siento que soy hermoso, incluso aunque sea diferente de las imágenes de personas atractivas (por ejemplo, modelos, actores/actrices) que aparecen en los medios.

Después de valorar estas afirmaciones, reflexiona sobre cuántas respuestas afirmativas has dado. Una mayoría de «Síes» indicará que estás progresando en cuanto al aprecio por tu cuerpo.

Si sólo consigues una puntuación de 1 o 2, recuerda no juzgarte. Te encuentras en un viaje que te ayudará a tener pensamientos positivos sobre tu cuerpo. Si te encuentras en un rango medio (un 6 o un 7), ya habrás llevado a cabo cierto trabajo. Al igual que en otras áreas de logros, esfuérzate no por alcanzar la perfección, sino simplemente un mayor aprecio por tu cuerpo.

¿Qué necesitas para respetar, aceptar y querer el cuerpo que tienes?

____

____

____

____

¿Estás preparado para abandonar la fantasía de que puedes modificar tu cuerpo para que encaje en una imagen irreal? Si es así, enumera las formas en las que planeas demostrarte que eres sincero con respecto a tu compromiso. Hay muchas maneras de hacerlo:

- «Hablaré amablemente conmigo mismo con respecto a mi cuerpo».
- «Me alimentaré regularmente y me implicaré en actividades físicas agradables».
- «Me desharé de mi báscula y le daré a alguien la ropa que no corresponda a mi talla corporal».

Si no te sientes preparado para desprenderte de la fantasía, piensa en lo que podrías necesitar para hacerlo.

____

____

____

____

Enumera tantas conductas positivas (incluyendo el diálogo interior positivo sobre tu cuerpo) como estés dispuesto a implementar:

____

____

____

____

Sería de utilidad emplear las afirmaciones de la Escala de Valoración de tu Cuerpo cada semana a lo largo de los próximos meses para así valorar qué tal te está yendo. (Puedes descargarte un folleto de la Escala de Valoración de tu Cuerpo de la página web de este libro). Advierte cómo la valoración de tu cuerpo aumenta con el tiempo. Percibe si practicar otros ejercicios que aparecen en este manual influye en la valoración de tu cuerpo.

Resumen

Todos tenemos una talla y una forma corporal distinta. Nuestra cultura acepta la talla de pie y no intenta modificarla. Esa misma actitud se debería aplicar a nuestro cuerpo. Este camino implica la aceptación de tu talla y el respeto por tu cuerpo. Cuando de verdad puedas rendirte a la realidad de que ninguna dieta, restricción alimentaria o régimen de ejercicio modificará permanentemente la talla determinada por tu genética (a no ser que sea, por supuesto, de una forma perjudicial), te encontrarás en el camino para ser verdaderamente amable con tu cuerpo, tratándolo con dignidad, y sí, incluso querrás a tu cuerpo. Quiérelo por lo que puede hacer por ti. Quiérelo cuidando bien de él, ya que ha hecho mucho por ti. Quiérelo presentándote de formas que valoren tu propia estética personal.

El siguiente capítulo examinará tu relación con el movimiento y la actividad física mientras abordas cualquier resistencia que puedas mostrar hacia el ejercicio.

Capítulo 9

Principio número nueve

Ejercicio: siente la diferencia

Olvida el ejercicio agresivo. Simplemente vuélvete activo y nota la diferencia. Desvía tu foco de atención hacia la sensación que experimentas al mover tu cuerpo en lugar de hacia el efecto de quemar calorías propio del ejercicio. Si te centras en cómo te sientes por hacer ejercicio, como, por ejemplo, lleno de energía, esto puede suponer la diferencia entre que nada más levantarte de la cama vayas a dar una caminata matutina a ritmo rápido o presiones el botón para que la alarma vuelva a sonar al cabo de unos minutos. Si cuando te despiertes tu único objetivo es perder peso, eso normalmente no supondrá un factor motivador en ese momento del día.

Es indudable que el ejercicio es beneficioso para multitud de problemas de salud que van desde la reducción del estrés hasta la prevención de enfermedades crónicas. Para muchas personas el problema consiste en hacer ejercicio regularmente. Un gran desafío para las personas que han hecho dieta de forma crónica consiste en escoger el ejercicio adecuado. Si realizan su elección basándose en cuántas calorías quemarán, quizás se impliquen en actividades que no encuentren necesariamente divertidas.

Cuando tu foco de atención es el de una estética inalcanzable en lugar del placer intrínseco del movimiento, estarás encaminándote hacia la decepción. Lo que resulta todavía peor es que el ejercicio se convierte entonces en parte de la mentalidad propia de las dietas y de la monotonía, lo que dará como resultado que acabes quemado. Como consecuencia de ello, al dejar de hacer dieta también abandonarás la actividad física, lo que resulta comprensible: si tu experiencia principal con el ejercicio ha estado relacionada con la dieta o con aquellos períodos en los que no has consumido suficiente alimento, no aprenderás que el ejercicio puede hacerte sentir bien.

Nótese que empleamos el término *ejercicio* de forma intercambiable con *movimiento* y *actividad física*. La Organización Mundial de la Salud hace hincapié en que la actividad física no implica sólo el ejercicio o los deportes (2010). De hecho, estas actividades son subcategorías de la actividad física, que también incluye todas las actividades, como jugar, la jardinería, hacer las tareas del hogar, bailar y las actividades recreativas.

Hay dos componentes fundamentales de la actividad física y la salud: pasar menos tiempo sentado cada día y pasar más tiempo implicado en actividades físicas. Un creciente corpus de investigación muestra que pasar demasiado tiempo sentado no es lo mismo que hacer demasiado poco ejercicio (Henson *et al.*, 2016; Cheval, Sarrazin y Pelletier, 2014; Craft *et al.*, 2012). Los estudios muestran que incluso aunque hagas ejercicio de forma regular, esto no te protegerá de los efectos de pasar demasiado tiempo sentado. En este capítulo estudiaremos ambos temas.

En este capítulo:

- descubrirás actividades físicas con las que disfrutarás;
- estudiarás las cualidades del ejercicio consciente, al tiempo que prestas atención a la conexión con tu cuerpo;
- identificarás beneficios personales y razones para hacer ejercicio;
- descubrirás cómo romper las barreras del ejercicio; y
- aprenderás a incrementar tu nivel de actividad pasando menos tiempo sentado.

Empieza por, simplemente, pasar menos tiempo sentado en tu vida cotidiana

> *«Una persona puede ahora comer, trabajar, comprar, operar con su banco y socializar sin tener que abandonar la comodidad de su silla».*
>
> HENSON *et al.*, 2016

Gracias a la tecnología y la urbanización, la persona media pasa más tiempo sentada que durmiendo (Craft *et al.*, 2012). Ahora se reconoce que este estilo de vida en el que la gente pasa mucho tiempo sentada supone un riesgo particular para la salud que hace aumentar el peligro de padecer enfermedades crónicas, especialmente cardiopatías y diabetes de tipo 2 (Henson *et al.*, 2016). Cuando el cuerpo está sentado durante largos períodos (una hora o más), hay un efecto de estasis psicológica, y tu salud metabólica llega a un alto.

Ésa es la razón por la cual no es suficiente con centrarse en directrices relativas al ejercicio (que siguen siendo importantes y que describiremos más adelante). Los estudios muestran que mucha gente que hace ejercicio de forma regular sigue pasando demasiado tiempo sentada y, de hecho, se considera que es sedentaria. Puedes ser sedentario en el trabajo, en la escuela, en casa, de viaje o durante tu tiempo de ocio si:

- estás sentado o tumbado mientras ves la televisión o juegas a videojuegos;
- estás sentado mientras conduces o mientras viajas en avión, tren o autobús; y
- estás sentado o tumbado para leer, estudiar, escribir o trabajar en un escritorio o frente a un ordenador.

Como consecuencia de ello, los programas de salud pública tienen como objetivo dar con formas de reducir el tiempo total que se pasa sentado e incrementar el número de pausas durante períodos sedentarios prolongados, y todo ello sin que sea necesario sudar. Para dejar las cosas claras, esto no consiste en levantarte de tu silla de un brinco para realizar una serie de saltos de tijera. En lugar de ello, se trata, simplemente, de levantarse y romper la quietud propia de haber estado sentado, lo que podría consistir en algo tan fácil como levantarse para hablar por teléfono y seguir con la conversación estando de pie. Este tipo de actividades se clasifica como Termogénesis de Actividad sin Ejercicio (TASE) (Cheval, Sarrazin, y Pelletier, 2014). Incluyen una amplia gama de comportamientos de baja intensidad: las actividades propias de la vida cotidiana, no quedarse quieto, la contracción muscular espontánea y mantener una postura correcta. No subestimes el importante papel que estas actividades aparentemente rutinarias desempeñan para la salud metabólica y cardiovascular. Incluso las tareas más secundarias de la vida cotidiana, como sacar la basura, aportan importantes beneficios para la salud (Rezende *et al.*, 2016).

Si no estás en forma, empezar por un esfuerzo centrado en pasar menos tiempo sentado (o en la TASE) resulta un empeño menos amedrentador que iniciar un programa nuevo para ponerse en forma.

Abrir los ojos: estimar el tiempo que pasas sentado

Pasamos tanto tiempo intentando satisfacer plazos de entrega y haciendo recados que es fácil percibir que llevamos un estilo de vida más bien activo que sedentario, pero para la mayoría de la gente, estas tareas se realizan mientras se está sentado en un coche, frente a un escritorio o mirando un *smartphone*.

En primer lugar, hagámonos una idea del verdadero aspecto que tiene tu estilo de vida sedentario (sin mostrarte censurador, por favor). El objetivo consiste en proporcionar una mejor idea sobre cuánto tiempo pasas sentado, lo que te aportará una mejor idea acerca de dónde sería factible llevar a cabo algunos cambios sencillos. Escoge dos días representativos (un día laborable y uno del fin de semana). Registra, en la siguiente tabla, las horas que pasas sentado esos días, y en la columna de la derecha anota el período *ininterrumpido* más largo que has pasado sentado. Si estuvieras sentado durante tres horas viendo una película, anotarías «tres horas», pero si te levantaras a mitad de la película para ir a la cocina, deberías anotar «una hora y media».

Tiempo que pasas sentado

	Horas totales a lo largo del día		Horas dedicadas
Aficiones sedentarias	*Días laborables*	*Fin de semana*	*A estar sentado de forma prolongada (de manera ininterrumpida, sin levantarse)*
Estar sentado en un coche, avión o tren.			
Estar sentado frente a un escritorio.			
Mirar la televisión o películas.			
Navegar por Internet o estar ocupado en redes sociales, como Facebook.			
Jugar a videojuegos.			
Leer.			
Enviar mensajes de texto o estar ocupado en redes sociales en tu teléfono móvil.			
Simplemente relajarte u holgazanear.			
Horas totales			

Explorando cómo estar menos tiempo sentado y cómo interrumpir los períodos prolongados sentado

Después de completar el tiempo que estimas que pasas sentado durante los días laborables y los fines de semana, contesta a las siguientes preguntas:

¿Cuántas horas pasas sentado o tumbado durante...
  los días laborables? _______________
  los fines de semana? _______________

¿Cuál ha sido el período más largo durante el que has estado sentado ininterrumpidamente? ¿Es algo normal en ti?

____

____

A continuación, tienes una lista de formas de interrumpir el hecho de estar sentado. Revísalas y señala aquellas que estarías dispuesto a incorporar en tu vida cotidiana.

Consejos generales

- ❑ Interrumpe cualquier período prolongado que pases sentado haciendo estiramientos, levantándote, o girando o flexionando tu cuerpo.
- ❑ Aprovéchate de los *smartphones* y las aplicaciones electrónicas para que te animen a levantarte después de haber pasado un período prolongado de entre cuarenta y cinco a sesenta minutos sentado.
- ❑ Halla distintas formas de sentarte que impliquen una postura activa, como, por ejemplo, sentarte sobre una pelota grande como las que se usan para hacer pilates o gimnasia, o bien un taburete.

En casa

- ❑ Ponte una alarma o un temporizador en tu móvil que suene cada hora para así recordarte que te levantes y te muevas de alguna forma: tómate una pausa para hacer estiramientos, ir a coger el correo, guardar objetos desordenados, poner la lavadora o sacar la basura.

- ❑ Camina de un lado a otro en lugar de estar sentado cuando hables por teléfono.
- ❑ Haz pausas para ponerte de pie cuando estés sentado leyendo.
- ❑ Cambia de lugar en el que estés leyendo, como, por ejemplo, de dentro de casa a fuera de ella una vez por hora.

En la oficina o frente a tu escritorio

- ❑ Haz tu pausa para la comida alejado de tu escritorio.
- ❑ Estate de pie mientras leas en el trabajo.
- ❑ Camina de un lado a otro o estate de pie cuando hables por teléfono. Quizás quieras usar unos auriculares para así tener mayor libertad de movimiento.
- ❑ Durante las reuniones, mejor si estás de pie que sentado frente a la mesa de la reunión.
- ❑ En el caso de las reuniones pequeñas, con una o dos personas, programa o sugiere una junta en la que habléis mientras camináis.
- ❑ Aleja tu papelera de tu escritorio, de modo que tengas que levantarte para usarla.
- ❑ Ponte una alarma en el ordenador que te recuerde que te levantes y te muevas con más frecuencia.
- ❑ Piensa en adquirir un escritorio de altura ajustable que te permita trabajar a distintas alturas: desde estando de pie a estando sentado.

Transporte

- ❑ Si viajas en avión, levántate y haz estiramientos cada hora o camina arriba y abajo por el pasillo.
- ❑ Si vas en tren o autobús, bájate una parada antes de tu destino si eso te resulta práctico.
- ❑ Si vas en taxi o en un servicio de coche con conductor, como Uber, bájate una manzana antes de tu destino.

La búsqueda de actividades agradables

Un creciente corpus de investigación muestra que obtener placer de las actividades físicas puede ser uno de los factores más importantes para mantener un entrenamiento constante, y ya no tanto centrarse en recomendaciones habituales de los gimnasios relativas a la frecuencia, la intensidad y la duración (Parfitt, Evans y Eston, 2012; Ekkekakis, Parfitt y Petruzzello, 2012; Petruzzello, 2012; Segar, Eccles y Richardson, 2011). Este concepto de implicarse en actividades con las que disfrutes o que te proporcionen un mayor nivel de energía o un mejor humor se basa en la teoría hedonista de la motivación. Esta teoría dice, básicamente, que la gente repetirá aquellas actividades que le haga sentirse bien. En cambio, las actividades que provocan dolor o malestar decrecerán o se evitarán. Esta bienvenida investigación refuta la idea popular de que se debe acosar a la gente para que practique actividades físicas en nombre de la salud.

Con demasiada frecuencia se ha camelado a la gente para que no hiciera caso a los mensajes de advertencia del organismo con dichos como, por ejemplo: *haz de tripas corazón* o *sin sacrificio no hay beneficio*. Esto puede dar lugar a una gran desconexión, ya que fomenta el dolor y minimiza los mensajes que estás recibiendo de tu organismo. Al igual que hacer dieta te enseña a ignorar lo que tu cuerpo quiere y necesita, estos viejos patrones de ejercicio no hacen sino alejarte de la sabiduría de tu cuerpo. Recuerda que sólo tú puedes saber lo que siente tu cuerpo.

Permite que tu cuerpo sea tu guía: ejercicio consciente

Prestar atención a cómo se *siente* tu cuerpo durante y después del movimiento es una forma importante de descubrir actividades agradables. El ejercicio consciente valora prestar atención a cómo se siente tu organismo sin juicios, comparaciones o competencia. Se trata de una actividad que fomenta la sintonía y que incluye cuatro componentes (Calogero y Pedrotty, 2007):

- Rejuvenece en lugar de agotar o vaciar.
- Potencia la conexión entre mente y cuerpo.
- Alivia el estrés en lugar de intensificarlo.
- Proporciona una diversión y placer sinceros.

Cuanto más puedas sintonizar con las sensaciones de tu organismo durante las actividades físicas (no sólo pensar en las sensaciones, sino, de hecho, *sentirlas*), más podrá ayudarte eso a cultivar la conciencia interoceptiva (tu percepción de las sensaciones físicas procedentes del interior de tu cuerpo). Durante el ejercicio, estas sensaciones pueden incluir la intensidad y el ritmo respiratorio, la velocidad y la fuerza de tus latidos, la tensión y la relajación muscular y el esfuerzo o trabajo general percibido. Cuanto más escuches a tu cuerpo, más intensificará éste tu capacidad de «oírlo», lo que también incrementará tu conciencia interoceptiva en otras áreas, como percibir el hambre y la saciedad. Piensa en ello como en una forma de capacitación en múltiples áreas para la conexión entre tu mente y tu cuerpo: ambos están conectados y son interdependientes.

Explorando cómo te impactaría la búsqueda de actividades agradables

1. ¿Cómo afectaría tu búsqueda de actividades físicas por placer y diversión a…

A. tu deseo de estar activo?

____

____

____

B. tu selección del tipo de actividad en el que implicarte, especialmente si no estás en forma?

____

____

____

C. tu selección del entorno en el que hacer ejercicio, ya sea con otros o solo, en público o en privado, al aire libre o en un gimnasio?

____

____

____

2. ¿Cómo te haría sentir una actividad física agradable durante y después del ejercicio?

____

____

____

3. ¿Cómo afectaría a tu elección del ejercicio y a la frecuencia con la que lo practiques hacer hincapié en actividades vigorizantes en lugar de agotadoras y extenuantes?

____

____

____

Beneficios y barreras a la actividad física

Beneficios de la actividad física

Aunque la mayoría de la gente sabe que el ejercicio aporta muchos beneficios para la salud, es una idea tan generalizada que podría perder su relevancia concreta para ti. En esta sección revisamos brevemente los beneficios de la actividad física en dos partes: la reducción del riesgo de padecer enfermedades y la potenciación de las cualidades que hacen la vida mejor.

Los beneficios de la actividad física para la salud

Revisa la siguiente tabla sobre los beneficios de la actividad física para la salud. En la primera sección (Reduce riesgos para la salud), señala el recuadro correspondiente a cualquier enfermedad o trastorno que afecte a tu familia (padres, abuelos y hermanos). En la siguiente sección (Mejora la calidad de vida), rodea con un círculo los beneficios que sean importantes para ti.

Reduce riesgos para la salud	
❏ Declive cognitivo	❏ Resistencia a la insulina
❏ Cáncer de colon	❏ Cáncer de pulmón
❏ Depresión	❏ Osteoporosis y fracturas óseas
❏ Cáncer de endometrio	❏ Muerte prematura
❏ Cardiopatías	❏ Ictus
❏ Hipertensión	❏ Diabetes de tipo 2

Mejora la calidad de vida	
Cualidades a largo plazo que lleva un tiempo acumular	*Cualidades a corto plazo, que notarás en el día a día*
Densidad ósea	Fuerza
Materia gris del cerebro	Equilibrio
Cognición y memoria	Humor
Microbiota intestinal	Resistencia
Señales de saciedad	Regulación del apetito
Masa corporal magra	Tolerancia al estrés
Circulación cardiovascular	Calidad del sueño

Explorar los beneficios a corto plazo y que mejoran la vida que aporta el ejercicio físico

En esta sección nos centraremos en los beneficios a corto plazo más perceptibles del ejercicio, las cosas que suelen hacerte sentir bien. Empleando la información de la tabla anterior, contesta a las siguientes preguntas.

Describe dos beneficios a corto plazo del ejercicio que te resulten atractivos.

___

___

¿Cómo afectaría a tu calidad de vida cotidiana la elección de una actividad basándote en los beneficios que realmente *sientes*, como una mejor energía, humor, fuerza o sueño? Piensa, por ejemplo, en cómo sentirte más lleno de energía después de una actividad que te afectaría durante el resto del día (o de la noche).

Barreras para la práctica de ejercicio

A pesar de los conocidos beneficios de la actividad física para la salud, la inactividad es un problema creciente a nivel mundial. Según la Organización Mundial de la Salud (2010), la inactividad es la cuarta causa principal de muerte, con aproximadamente 3,2 millones de muertes anuales atribuibles a una actividad física insuficiente.

Incluso aunque, personalmente, valores los beneficios del ejercicio y tengas un genuino deseo de ser activo, puede que haya obstáculos que superar (algunos de ellos puede que tengan que ver con cómo experimentaste el tiempo de juegos o el deporte cuando estabas creciendo). Quizás te provocaran o acosaran para que hicieras ejercicio, lo que pudo haber generado desdén por cualquier actividad. O puede que te enfrentes a retos actuales, como una agenda exigente en la escuela, con tus hijos, en el trabajo o una combinación de ellos. Comprender tus barreras para la práctica de ejercicio y crear estrategias para superarlas puede ayudarte a hacer que la actividad física forme una parte regular de tu vida.

Evaluar las barreras para la práctica de ejercicio

Revisa las preguntas y marca las que se apliquen en tu situación.

Sí	Preguntas
Provocación, castigo o presión	
	1. ¿Fue el ejercicio usado en alguna ocasión como castigo (como, por ejemplo, verte forzado a dar vueltas a una pista o hacer flexiones por un mal comportamiento)?
	2. ¿Se burlaban de ti por tener una mala coordinación?
	3. ¿Eras el último al que escogían para formar equipos?
	4. ¿Te forzaron alguna vez a hacer ejercicio para perder peso?
La mentalidad propia de hacer dieta y una forma de pensar rígida	
	5. ¿Empleas el ejercicio para compensar el consumo de cierto alimento, como, por ejemplo, un postre?
	6. ¿Crees que debes tener una talla o peso correctos para hacer ejercicio?
	7. ¿Crees que la actividad física cuenta sólo si sudas y quemas muchas calorías?
	8. ¿Es perder peso el principal motivo por el que hacer ejercicio?
	9. ¿Sueles hacer ejercicio sólo cuando inicias una nueva dieta?
	10. ¿Te marcas unos objetivos irreales y acabas abandonando la práctica de actividad física?

Sí	Preguntas
Retos relacionados con el tiempo, la agenda y la climatología	
	11. ¿Sientes como si no dispusieras de tiempo suficiente para hacer ejercicio?
	12. ¿Tu trabajo te exige viajar mucho?
	13. ¿Tienes muchas obligaciones familiares y dispones de poco tiempo para ti?
	14. ¿Afecta la climatología a tu capacidad de hacer ejercicio al aire libre?
Confianza, condiciones y equipamiento	
	15. ¿Careces de confianza sobre tu capacidad de ser físicamente activo?
	16. ¿Has sufrido una lesión o problema (incluyendo la edad) que evite que hagas lo que solías disfrutar haciendo?
	17. ¿Temes lesionarte?
	18. ¿Te sientes demasiado cansado para hacer ejercicio?
	19. ¿Sientes que no dispones de ropa cómoda para llevar a cabo actividades físicas?

Explorar las barreras para la práctica de ejercicio

Selecciona las barreras que suponen los mayores obstáculos para que practiques ejercicio. Describe lo que podrías hacer para superar cada barrera.

Primera barrera:

____

____

Solución:

____

____

Segunda barrera:

____

____

Solución:

____

____

¿Qué necesitas para hacer que la actividad física sea una prioridad innegociable en tu vida? Piensa en cómo te está yendo con tus propios cuidados y marcándote límites.

____

____

____

Superar barreras: la importancia de un entorno positivo para el cuerpo

Si no te sientes cómodo explorando una nueva actividad o empeño físico solo, buscar un entrenador personal cualificado o un gimnasio que cuente con actividades de grupo orientadas puede ser de utilidad. Pese a ello, demasiadas personas se sienten desubicadas en un gimnasio: no se sienten bienvenidas. Peor todavía es que algunos gimnasios y clases están centrados en la pérdida de peso en lugar de en la diversión, la fuerza y la energía.

Afortunadamente, hay un reconocimiento creciente de la importancia de la positividad corporal en la industria de las actividades físicas puesta de evidencia por la Alianza para la Aptitud Física Positiva para con el Cuerpo o AAFPC (Body Positive Fitness Alliance o BPFA). La AAFPC requiere que sus miembros y corporaciones afiliados reciban formación y cumplan sus siete pilares de la aptitud física corporal positiva para así hacer que la actividad física sea más accesible, abordable y divertida. Además, fomenta una verdadera comunidad, con profesionales del ejercicio que trabajan en su campo de actividad y están centrados en una salud plena y en la positividad corporal. Pensamos que los pilares son revolucionarios y sugieren que la gente busca estas cualidades en el entorno de la aptitud física o en un entrenador.

Los siete pilares de la Alianza para la Aptitud Física Positiva para con el Cuerpo*

1. *Accesibilidad.* Escojo proporcionar un entorno al que cualquiera, independientemente de su condición social, pueda acceder y mover su cuerpo sin preocuparse por el aspecto que pueda tener mientras lo está haciendo.
2. *Abordabilidad.* Elijo eliminar cualquier elemento intimidatorio de este espacio que proporciono. Comprendo la diferencia entre intimidatorio y exigente.
3. *Placer.* Pongo en práctica el hecho de que la gente se ve motivada cuando siente que pertenece a una comunidad en la que puede convertirse en la mejor versión de sí misma y divertirse.
4. *Comunidad.* He erigido una comunidad libre de egos y llena de amor. He enseñado a mis miembros que «estar en forma» no tiene un determinado aspecto. Cualquiera que entre por la puerta es un miembro de nuestra familia. Celebramos los éxitos de los demás, nos animamos cuando estamos bajos de moral y toleramos las críticas.
5. *Campo profesional.* Estoy de acuerdo en que ser un profesional de la buena forma física no me convierte necesariamente en un profesional de la nutrición o de la salud mental o en un asesor general sobre temas de salud. Remito a mis clientes a la búsqueda de cuidados adecuados cuando sus necesidades se encuentran fuera de mi campo profesional. Puedo identificar y valoro la ciencia basada en las pruebas. Los métodos estudiados y demostrados dirigen el ejercicio de mi profesión.
6. *Plena salud.* Vivo en la creencia de que la salud es mental, física y emocional a partes iguales. El equilibrio es la base para la buena salud, y uno de los tercios no puede medrar si otro de los tercios está sufriendo.
7. *Positividad corporal.* Creo en los elogios y la celebración sobre lo que alguien puede hacer y no sobre el aspecto que tiene. Comprendo el daño que se hace a las personas cuando se las anima a ocupar menos espacio. Siento empatía por el hecho de que las personas son únicas en cuanto a su forma y talla, y que la forma o la talla de alguien no indican generalmente su fuerza, resistencia y estado general de forma y salud. Comprendo que la felicidad no se basa en la delgadez, y que un buen estado de forma no tiene un determinado «aspecto».

* Reimpreso con autorización de la Body Positive Fitness Alliance.

Descubre actividades físicas con las que disfrutes

En esta sección explorarás actividades físicas que puedes probar, aprender la frecuencia y duración óptimas del ejercicio y monitorizar cómo se siente tu cuerpo, haciendo hincapié en la diversión, por supuesto.

Empecemos

Para ayudarte a empezar con que la práctica de actividad física forme una parte placentera de tu vida, ten en cuenta estos factores:

1. ¿Cuáles son tus preferencias?
   ❑ Hacer ejercicio solo o ❑ con un grupo de gente
   ❑ Hacer ejercicio en interiores frente a ❑ hacerlo al aire libre

2. ¿Cuál es tu estado de forma actual?

   ____

3. Teniendo en cuenta tu estado de forma actual, ¿cuál sería el tipo de actividades más agradables que explorar?

   ____

   ____

4. ¿Cómo quieres sentirte después de la actividad física? ¿Quizás relajado o lleno de energía?

   ____

   ____

Hoja de trabajo de actividades físicas

Revisa esta lista de actividades físicas. Las cinco columnas centrales indican distintos aspectos de las actividades (si la actividad suele practicarse normalmente como un juego, si es un ejercicio que se practica solo y/o en grupo, y si se practica en interiores y/o al aire libre. En la columna de la derecha puedes valorar tu interés por la exploración de cada ejercicio del 0 al 10. Siendo el 0 que no estás interesado y el 10 que estás muy interesado.

Actividad	Juego	Solo	En grupo	Interiores	Al aire libre	Interés (0-10)
Bádminton	x		x	x	x	
Baloncesto	x		x	x	x	
Ciclismo		x	x	x	x	
Body surf		x	x		x	
Boogie boarding		x	x		x	
Esquí de fondo		x	x		x	
Baile				x		
Ballet		x	x	x		
Bailes de salón			x	x		
Bailes de discoteca			x	x		
Hip hop			x	x		
Jazz			x	x		
Pole dancing			x	x		
Vídeos de YouTube		x		x		
Zumba			x	x		
Balón prisionero	x		x		x	
Tocho bandera	x		x		x	
Jardinería		x			x	
Geocaching	x				x	

Actividad	Juego	Solo	En grupo	Interiores	Al aire libre	Interés (0-10)
Gimnasia				x		
Acrobática				x		
Anillas o cintas aéreas				x		
Tumbling				x		
Gyrotronics		x	x	x		
Balonmano	x		x	x	x	
Senderismo		x	x		x	
Hula hoop		x		x	x	
Patinaje sobre hielo		x	x	x	x	
Comba		x	x	x	x	
Laser tag	x		x	x		
Kayak		x	x		x	
Kickboxing			x	x		
Artes marciales		x	x	x		
Capoeira		x	x	x		
Karate		x	x	x		
Kung fu		x	x	x		
Jiu-jitsu		x	x	x		
Autodefensa		x	x	x		
Taekwondo		x	x	x		
Taichí		x	x	x		
Paintball	x		x		x	
Pilates		x	x	x		
Ping pong	x		x	x	x	
Jugar con tu perro		x		x	x	
Jugar con niños	x		x	x	x	

Actividad	Juego	Solo	En grupo	Interiores	Al aire libre	Interés (0-10)
Balón prisionero	x		x		x	
Escondite	x		x	x	x	
Rayuela	x		x		x	
Pilla-pilla	x		x		x	
Escalada		x	x	x	x	
Patinaje sobre ruedas		x	x	x	x	
Correr		x	x	x	x	
Vela		x	x		x	
Skateaboard		x	x	x	x	
Esquí		x	x		x	
Snowboard		x	x		x	
Fútbol	x		x		x	
Paddle surf		x	x		x	
Surf		x	x		x	
Natación		x	x	x	x	
Tenis	x		x		x	
Cama elástica		x	x	x	x	
Videojuegos	x	x	x	x		
Dance Dance Revolution	x	x	x	x		
Wii Fit	x	x	x	x		
Wii Tennis	x	x	x	x		
Just Dance	x	x	x	x		
Otros	x					
Voleibol	x		x	x	x	
Esquí acuático		x	x		x	
Caminar		x	x	x	x	

Actividad	Juego	Solo	En grupo	Interiores	Al aire libre	Interés (0-10)
Pesas		x	x	x		
Body pump (levantar pesas al ritmo de la música y dirigido por un monitor)			x	x		
Circuito de pesas		x	x	x		
Mancuernas		x	x	x		
Yoga		x	x	x	x	

Explorar actividades físicas

1. Anota las actividades que has valorado con 7 o más puntos con respecto a tu interés por explorarlas. Luego rodea con un círculo las tres actividades que más te gustaría probar. (Nótese que si ninguna de las actividades te ha resultado suficientemente atractiva como para valorarlas con 7 o más puntos, anota algunas actividades que pudieras tolerar).

2. ¿Qué necesitas para empezar? Piensa en tu agenda, una ropa y un calzado cómodos, el equipamiento y una revisión médica por parte de tu médico.

____

____

____

____

3. ¿Qué necesitas para hacer que tus expectativas sigan siendo realistas, especialmente si no estás en forma o si estás probando una nueva actividad, sobre todo si es una que requiera práctica para desarrollar nuevas habilidades?

____

____

____

____

¿Cuánta actividad y con qué frecuencia?

Hacer algo de actividad física es mejor que no hacer nada en absoluto.

ORGANIZACIÓN MUNDIAL DE LA SALUD

En esta sección, explorarás a qué cantidad de actividad aspirar por semana, pero a medida que vayas leyendo, es importante que tengas presente el consejo de la Organización Mundial de la Salud (OMS): cualquier actividad es mejor que ninguna actividad en absoluto. Cuando se trata de acumular los beneficios para la salud de la actividad física, incluso breves episodios de diez minutos beneficiarán a tu salud cardiovascular (Organización Mundial de la Salud, 2010). No emplees los objetivos recomendados de ejercicio que comentamos a continuación para mortificarte si actualmente no satisfaces las directrices. Es importante que empieces por el punto en el que te encuentres y que te resulte cómodo.

¿Cuántos minutos por semana?

Tanto la OMS como las Directrices de Actividad Física para los Estadounidenses recomiendan los siguientes objetivos para los adultos de entre dieciocho y sesenta y cuatro años:

- Ten como meta practicar entre 75 y 150 minutos de actividad física por semana, dependiendo de si la intensidad del ejercicio es moderada o alta (*véase* la próxima sección para obtener detalles).

- Asegúrate de incluir por lo menos dos actividades fortalecedoras de la musculatura por semana como parte del tiempo total dedicado a la actividad física. (Los ejemplos de este tipo de actividades incluyen algunos tipos de yoga y levantar pesas).

Si tienes sesenta y cinco o más años, las directrices son las misma que las mencionadas, con una recomendación añadida para aquellos con una baja movilidad: implicarse en actividades que potencien el equilibrio y eviten las caídas por lo menos tres veces por semana.

Esfuerzo o intensidad

Generalmente, la *intensidad* hace referencia al esfuerzo que dedicas a una actividad, y esto puede variar entre cada persona. Una forma de calibrar este esfuerzo consiste en usar una escala de esfuerzo que va del 0 al 10, y en la que estar sentado equivale a un 0 y el mayor esfuerzo posible equivale a un 10.

Una *actividad de intensidad media* requiere un nivel medio de esfuerzo; alrededor de un 5 o un 6 en la escala de esfuerzo. Este esfuerzo provoca un incremento notable de tu ritmo respiratorio y cardíaco. Ejemplos de estos tipos de actividades incluyen la jardinería y caminar. Márcate como objetivo 150 minutos de este tipo de actividades.

Una *actividad vigorosa* equivale a alrededor de un 7 u 8 en esta escala, da lugar a un gran aumento de tu ritmo respiratorio y cardíaco y suele hacer que sudes. Como ejemplos tenemos el tenis, el *jogging* y el senderismo en un terreno montañoso. Si te implicas en este tipo de actividades ten como objetivo por lo menos 75 minutos por semana.

Una regla general es que dos minutos de actividad de una intensidad moderada equivalen a un minuto de una actividad de una intensidad alta (USDHHS, 2008), por lo que treinta minutos de una actividad de una intensidad moderada equivalen, más o menos, a quince minutos de una actividad de una intensidad alta.

Guía para la planificación de la actividad física

Cuando empieces a explorar qué aspecto tiene obtener entre 75 y 150 minutos de ejercicio por semana, puede parecerte algo sorprendentemente manejable. Piensa en tus obligaciones cotidianas y emplea la parrilla de planificación que aparece a continuación para indicar cuándo y cuánta actividad son realistas para ti.

	Objetivo de minutos por semana	Lunes	Martes	Miércoles	Jueves	Viernes	Sábado	Domingo
Ejemplo de intensidad moderada	150		10 min caminando	10 min caminando	10 min caminando		Clase de yoga de 60 min	60 min de jardinería
Ejemplo de intensidad alta	75	20 min de *jogging*		20 min de caminata a ritmo rápido		20 min de senderismo		15 min de pesas
Semana 1								
Semana 2								
Semana 3								
Semana 4								

Monitorizar cómo te sientes

Es importante prestar atención a cómo te sientes durante y después de la actividad: esto te ayudará a prevenir lesiones, al tiempo que te permitirá concentrarte en la sensación de agradabilidad durante la actividad y en los beneficios acumulativos del movimiento (como un mejor humor y estado de alerta). El siguiente diario es una herramienta útil para monitorizar estos factores. Anota la fecha, tu actividad y su duración en las columnas de la izquierda. En las columnas centrales, anota cómo te sientes durante y después de la actividad. Durante la actividad, presta atención a la intensidad de tu respiración, las sensaciones en tus músculos (relajados, tensos o irritados) y en tu nivel de esfuerzo percibido; y luego reflexiona sobre si la actividad te ha resultado agradable, desagradable o neutra. Después del ejercicio, reflexiona sobre los efectos menos directos de tu actividad desde el punto de vista físico: ¿han mejorado tu estado de alerta, tu humor o tus niveles de estrés? Puede que algunos de estos efectos los sientas de inmediato y algunos más tarde, y estos efectos pueden durar mucho o ser breves. En la columna de la derecha haz cualquier otro comentario que desees sobre la actividad.

Diario de actividades: actividad física incorporada

Fecha	Actividad	Duración (minutos)	¿Cómo te sentiste						Comentarios
			durante la actividad?			después de la actividad?			
			Bien	Mal	Neutro	Estado de alerta	Estado de humor	Estrés	

Reflexión del diario de actividad

Después de completar este diario durante algunos días, revísalo y responde a las siguientes preguntas.

Durante tu actividad, ¿cómo afectan tu esfuerzo percibido y la intensidad de tu respiración a la agradabilidad de tu experiencia general?

____

____

____

____

¿Cuál es la diferencia entre la sensación de sentirte vigorizado frente a la de sentirte exhausto y agotado debido a una actividad?

____

____

____

____

Si la actividad te resultó desagradable, ¿qué podrías hacer para aumentar tu placer? Piensa en la intensidad de tu esfuerzo, tus expectativas y si has sido competitivo contigo mismo o con otros. Ten en cuenta, además, otros factores, como haber dormido suficiente la noche anterior, la frecuencia con la que participas en la actividad y el entorno en el que ha tenido lugar la actividad.

____

____

____

____

Después de tu actividad, ¿qué tendencias has percibido en relación con tu humor, estado de alerta y nivel de estrés?

____

____

____

____

¿Has notado cualquier otro beneficio, como una mejor predisposición a enfrentarte a tu día o cualquier cualidad de tu sueño que haya mejorado?

____

____

____

____

Al principio, podrías no notar ninguna tendencia de un bienestar general mejorado. Recuerda que lleva unas doce semanas conseguir un efecto psicológico del hecho de mover tu cuerpo de forma sistemática.

Hacer demasiado ejercicio

Hemos dedicado la mayor parte de este capítulo a superar el hecho de practicar muy poca actividad física, pero es importante reconocer si has cruzado la línea para pasar a una búsqueda insana de ejercicio compulsivo, que también podría ser un síntoma de un trastorno alimentario. La tabla que aparece a continuación enumera algunos signos de advertencia a tener en cuenta. Marca la columna del «Sí» en el caso de las afirmaciones que se apliquen en tu caso.

Sí	Signos de advertencia
	Sigues haciendo ejercicio incluso cuando estás enfermo.
	Te sientes culpable si te saltas un día de entrenamiento.
	Declinas actividades con amigos, como salir en bicicleta o a dar un paseo, porque te parece una pérdida de tiempo (es decir, consideras que no se trata de algo suficientemente intenso como para considerarlo ejercicio).
	Incrementas la cantidad de ejercicio si piensas que has consumido demasiada comida o alimentos calóricos.
	Te sientes intranquilo si te tomas un día libre o intentas reducir la cantidad de ejercicio.
	Haces ejercicio durante más tiempo del que habías pensado al principio.
	Mientes a tus amigos y familiares para ocultar cuánto tiempo dedicas a hacer ejercicio.
	Sientes la necesidad de hacer ejercicio durante cada vez más tiempo para sentirte bien.
	Declinas salir o implicarte en otras actividades sociales para hacer ejercicio.
	Sientes síndrome de abstinencia cuando no entrenas, y te sientes ansioso o deprimido.
	Temes que si dejas de hacer ejercicio no serás capaz de volver a entrenar.
	Crees que debes sentir dolor para obtener beneficios del ejercicio (siguiendo el mantra de «Sin sacrificio no hay beneficio»).
	Haces una cantidad excesiva de ejercicio para perder peso.

Si haces demasiado ejercicio, es importante que escuches a tu cuerpo en lugar de a las normas sobre el ejercicio que tienes en mente. Esto puede implicar tomarte cierto descanso de los entrenamientos y permitir que tu cuerpo se recupere. Recuerda que no vas a perder la forma por saltarte algunos entrenamientos, pero que sí podrías enfermar o lesionarte si no te tomas un descanso. El proceso de recuperación del ejercicio excesivo es similar a recuperarse de la mentalidad propia de hacer dieta. Quizás necesites visitar a un especialista en trastornos alimentarios.

Resumen

Aunque es importante que muevas tu cuerpo regularmente y que te abstengas de estar sentado durante períodos prolongados, es muy importante que escuches a tu organismo. Esto puede implicar que te cojas unos días de descanso si estás enfermo, lesionado o privado de sueño. No pasa nada: eso te mantendrá sano y hará que sea más probable que te impliques de forma sistemática en la práctica de ejercicio, lo que es importante para el panorama general de tu vida.

Capítulo 10

Principio número diez

Respeta tu salud: nutrición amable

Haz elecciones relativas a los alimentos que respeten tu salud y a tus papilas gustativas, además de hacerte sentir bien. Recuerda que no tienes que consumir una dieta perfecta para estar sano. No vas a verte afectado repentinamente por una deficiencia nutricional ni ganarás peso por culpa de un tentempié, una comida o un día. Es lo que comas de manera sistemática a lo largo del tiempo lo que importa. El progreso, y no la perfección, es lo que cuenta.

Llegar al último capítulo de este libro es toda una proeza. Has pasado muchas horas desafiando antiguas creencias, suposiciones y fantasías. Has observado tus comportamientos, pensamientos y sentimientos. Has hecho las paces con la comida, te has comprometido a no hacer otra dieta, has aprendido a averiguar qué te apetece comer de verdad y qué *necesitas de verdad* cuando quieres comer pero no tienes hambre. Has practicado hacer caso a tu hambre y a sentir tu saciedad. Has tolerado sentimientos de tristeza cuando ha llegado el momento de dejar de comer y has fortalecido tu musculatura emocional para así convivir con tus sentimientos. Has aumentado tu respeto y agradecimiento por tu cuerpo y por todo lo que puede hacer por ti. Has encontrado una forma de volver a traer el movimiento a tu vida de forma alegre y saludable. Esperamos que te sientas orgulloso de todo el trabajo que has llevado a cabo.

Ahora te queda una última tarea: averiguar si estás listo para enfrentarte a un mundo de la nutrición en constante cambio y cómo hacer que funcione en tu vida. Había una razón para hacer que «Respeta tu salud: nutrición amable» fuera el décimo y último principio. Poner el foco en la nutrición al principio podría haber saboteado tu capacidad de desafiar la noción de los alimentos «buenos» y «malos». Era importante que aprendieras a considerar los alimentos como *emocionalmente equivalentes* para así sintonizar con qué alimentos te proporcionan la mayor satisfacción y le sientan bien a tu cuerpo. Es de esperar que ahora estés listo para extender eso a qué alimentos incluir en tu mundo para obtener el beneficio de una buena salud.

En general, el deseo de incluir alimentos nutritivos en tu vida gastronómica evoluciona de forma natural a partir de alcanzar la competencia en los otros principios. Cuando la gente empieza por rechazar la mentalidad propia de hacer dieta y hace las paces con la comida, suele comentar que ni siquiera puede ver los alimentos que tenían que comer cuando estaban haciendo dieta. Las ensaladas, las manzanas, el requesón, el brécol y las pechugas de pollo sin piel a la parrilla son las últimas cosas que les resultan apetecibles y satisfactorias; pero al asentarse las paces con la comida junto con saber claramente que nunca volverás a hacer otra dieta, surge un fenómeno extraño. En lugar de imaginar algodón de azúcar, patatas fritas o chocolatinas, la gente empieza a ansiar de verdad la ensalada o la manzana que habían sido como una cosa execrable para ella tan sólo algunos meses antes.

¿Por qué sucede esto? Es la paradoja de la dieta intuitiva. Como resultado del permiso pleno, la habituación y la saciedad sensorial específica, la emoción que acompaña a comer algo prohibido o restringido disminuye. Los alimentos que antes comías sintiéndote culpable y sin pensar nunca alcanzaron ese punto de la habituación, y tus papilas gustativas nunca percibían que la comida simplemente no sabía tan bien como al principio; pero una vez que cuentes con un permiso total, estos alimentos prohibidos ya no son gran cosa y ya no son como el premio gordo de la feria que te pide continuamente que vayas a por él. Como consecuencia de ello, se abre la puerta a desear alimentos que habías dejado atrás o que rechazabas por rebeldía.

En este capítulo practicarás ejercicios que:

- te explicarán y evaluarán tu *congruencia entre tu cuerpo y tu elección de alimentos*;
- te ayudarán a evaluar tu equilibrio entre comida nutritiva y *comida de ocio*;
- te ayudarán a valorar el impacto que la nutrición puede tener sobre tu salud y tus elecciones de alimentos;
- examinarán el significado de *salud auténtica* y si la has alcanzado;
- explorarán tu sabiduría alimentaria;
- cultivarán la capacidad de ingerir una cantidad suficiente de comida para obtener energía y bienestar; y
- explorarán la correlación entre nutrición y satisfacción.

Congruencia entre tu cuerpo y tu elección de alimentos

Este apartado de la dieta intuitiva surge después de abrazar los primeros nueve principios de la dieta intuitiva. La congruencia entre tu cuerpo y tu elección de alimentos refleja el principio de la nutrición amable, con una importante distinción: también es una forma de conciencia interoceptiva. Es un componente tan importante que se añadió a la escala de la dieta intuitiva actualizada (Tylka y Kroon Van Diest, 2013). Representa la sensación que te aportan los alimentos; es decir, cómo te hace sentir consumir un alimento o comida concreto. Esta conciencia interna provoca un cambio en cómo decides qué comer, yendo más allá de aquello de lo que tus papilas gustativas tienen antojo. Significa que la lengua no es la única parte del cuerpo a la que hacemos caso cuando hacemos elecciones relativas a la comida.

Esto prepara el camino para unos mayores cuidados propios a través de la nutrición, que es lo que ofrece la nutrición amable. Consiste en hacer elecciones relativas a la comida basadas en la salud y el funcionamiento del cuerpo, además de en el placer. Esto incluye hacer elecciones alimentarias para sentirse mejor e incrementar la energía y el rendimiento del organismo. Esto no consiste en ignorar a las papilas gustativas. La satisfacción es siempre el motor que dirige el tren de la dieta intuitiva. La satisfacción y el placer por la comida sólo podrán llegar a la estación cuando elijas alimentos que estimulen tu paladar y te proporcionen placer. Se trata, sencillamente, de que esta ya no es la única cosa a tener en cuenta. La forma en la que tu cuerpo se siente y trabaja se vuelve asimismo importante en tus elecciones de alimento y, de hecho, cuando te sientes bien, obtienes todavía más satisfacción de la comida. No importa lo bien que sepa una comida: si te sientes mal después de consumirla, toda tu experiencia quedará manchada y obtendrás una menor satisfacción.

La congruencia entre tu cuerpo y tu elección de alimentos queda reflejada en muchos tipos de comentarios:

- Me gustaría tener más energía y resistencia.
- Quiero quedarme embarazada y asegurarme de alimentar a mi bebé con todo lo que necesite para que crezca bien y sano.
- A veces me siento hambriento demasiado pronto. Podría aguantar más si modificara un poco mi elección de alimentos.
- No creo que esté consumiendo suficientes alimentos nutritivos.
- No he comido una ensalada desde hace años, y ahora tengo verdadero antojo de una.
- De verdad me gustaría sentirme mejor.

A continuación, tenemos preguntas que puedes hacerte cuando estés preparado para encontrar la congruencia entre tu cuerpo y tu alimento. Lleva a cabo esta práctica cuando estés ligeramente hambriento y pensando en lo que te gustaría comer. Al pensar en cada opción de alimento que te resulte atractiva, resuelve las siguientes preguntas:

En el pasado, ¿cómo me ha hecho sentir este alimento mientras lo estaba consumiendo?

____

____

____

¿Me gustó esa sensación?

____

____

¿Cómo me sentí después de haber comido?

____

____

____

¿Elegiría sentirme de esa forma de nuevo?

____

____

¿Me proporcionó esa comida una energía duradera y sostenible?

____

____

Los mensajes procedentes de tu cuerpo

Percibe cómo te sientes físicamente después de comer los alimentos escogidos. Tu cuerpo te dirá qué es lo que funciona para ti y qué es lo que no. Puede que algo tenga un aspecto genial, pero te haga sentir somnoliento, o que le haga daño a tu estómago, o que haga que tus niveles de azúcar en sangre caigan con rapidez. Es importante valorar todas estas cosas y no satisfacer tan sólo las necesidades de tus papilas gustativas. Después de haber comido, ten en cuenta las siguientes preguntas:

¿Cómo se ha sentido mi cuerpo después de consumir este alimento o esta comida? ¿Me ha gustado esta sensación?

___

___

¿Me ha provocado mi comida algún efecto adverso, como, por ejemplo, demasiados gases, o hinchazón, dolor de estómago, dolor de cabeza o cansancio? ¿Quiero repetir este malestar?

___

¿He sentido más energía después de comer?

___

¿He sentido una saciedad suficiente con mi comida? ¿Me ha proporcionado sustento mi comida o tentempié durante el tiempo suficiente o he sentido hambre con demasiada rapidez?

___

¿Me están funcionando bien, en general, mis patrones de alimentación o debo hacer algunos ajustes?

___

___

Recuerda que la dieta intuitiva es una interacción dinámica entre el instinto, la emoción y el pensamiento. En caso necesario usa, de vez en cuando, tu pensamiento racional para que te ayude a superar cualquier problema técnico en tu alimentación, como cambios en tus señales de hambre o tus elecciones de alimento debido a enfermedades o emociones. Pero recuerda también abordar este objetivo con una mentalidad de *la mayor parte de las veces*. A veces pueden darse cambios en tus señales de hambre, tus deseos y otras indicaciones de tu organismo, y quizás decidas actuar de acuerdo con estos cambios sin anularlos. Todo ello forma parte del hecho de ser una persona que se alimenta de forma intuitiva.

Comida de ocio frente a comida nutritiva

La gente suele emplear el término *comida basura* cuando se refiere a alimentos que considera que tienen un valor inferior; pero cuando piensas en la basura, ¿qué acude a tu mente? Puede que pienses que sea algo que debe tirarse a la papelera o algo inútil, sin valor. Como persona que se alimenta de forma intuitiva, piensa en reemplazar el término *comida basura* por el de *comida de ocio*. ¿Qué te viene a la mente cuando piensas en la palabra *jugar*? ¿Y cómo te hace sentir ese término?

____

____

____

____

¿Por qué disfrutan los niños de los fines de semana, en los que no tienen que ir al colegio? ¿Por qué haces vacaciones o te vas a la playa los domingos? Si todo lo que hiciéramos fuese estudiar o trabajar, acabaríamos quemados, con toda seguridad. Necesitamos tiempo para descansar, algo de tiempo libre ocasional; necesitamos tiempo de ocio para que nos proporcione equilibrio en nuestra vida. Puedes aplicar el mismo principio a tu comida. Si todo lo que comes siempre es comida inflexiblemente sana, te arriesgas a volverte desequilibrado. Existe un trastorno reconocido llamado *ortorexia*, que es la búsqueda y la obsesión por alimentos que consideras sanos. No parece muy equilibrado, ¿verdad? Esta es la razón por la cual proponemos reemplazar el término *comida basura* por el de *comida de ocio*. La comida de ocio es, simplemente, comida que ansías y cuyo mayor valor nutricional es como fuente de energía: es decir, de calorías. Suele ser bastante pobre en vitaminas, minerales, proteínas o fibra.

Disfruta: cómete esa galleta o patata frita. Asegúrate de que, habiendo hecho las paces con la comida, la comida de ocio no sea todo lo que desees. Mucha comida nutritiva encontrará también su camino hacia tu mundo alimentario.

¿Estás listo para tener en cuenta la nutrición al escoger tus alimentos?

En esta sección valorarás tu disposición a introducir la congruencia entre tu cuerpo y tu elección de alimentos a tu relación con la comida. Esto te ayudará a saber si tu elección de alimentos saludables procede de un lugar de verdadera sanación y confianza o si sigues necesitando trabajar más para hacer las paces con la comida.

¿Qué motiva tu elección de alimentos?

El primer paso para determinar tu motivación en tu elección de alimentos es que te fijes en tu intención. ¿Estás haciendo tu elección de un alimento altamente nutritivo basándote en un verdadero deseo de consumirlo, para añadir más nutrientes a tu ingesta alimentaria, o está basada en una norma alimentaria anterior? Contesta a las siguientes preguntas cuando estés realmente hambriento y a punto de hacer una elección de alimento. Y asegúrate de contestarlas de manera espontánea. Haz que tus respuestas procedan de tus entrañas en lugar de pensar en cuál puede ser la respuesta «correcta».

1. ¿Es el valor nutricional de un alimento lo único que tienes en cuenta cuando te encuentras con que estás sintiendo hambre y necesitas tomar una decisión con respecto a qué comer?

____

Si has respondido afirmativamente, reflexiona sobre si disfrutas con la comida nutritiva de forma innata o si esa elección se basa en los años durante los cuales te han dicho que deberías comer de manera más sana. Ésta no es una pregunta ni una respuesta de blanco o negro. Puede que de verdad te gusten las ensaladas, las verduras, la fruta, el pescado y las legumbres, del mismo modo en que sabes que son, todos ellos, alimentos saludables. Simplemente profundiza en tu interior para ver si puedes dar con la respuesta más auténtica. Describe, en este contexto, tu relación con la comida nutritiva.

____

____

____

____

Si tu respuesta es que te guías por lo que te dice tu lengua, sin prestar atención al valor nutricional de la comida, reflexiona sobre si alguna vez piensas en cómo le sentará a tu cuerpo la comida o qué efecto puede tener sobre tu organismo después de que empiece el proceso de digestión.

Si tu respuesta ha sido que la mayoría de las veces escoges tu comida basándote en su valor nutricional, pero a veces eliges alimentos sólo porque tienen buen sabor, reflexiona sobre tu reacción emocional frente a esta filosofía. ¿Te parece este concepto el que encaja en tu caso?

2. Examina tu relación emocional con la comida de ocio. ¿Qué sentimientos te surgen cuando escoges consumir comida de ocio?

¿Con qué frecuencia ansías la comida de ocio? ¿A diario? ¿Varias veces al día? ¿Cada semana? ¿En raras ocasiones?

____

¿Cuánta comida de ocio puedes consumir y seguir sintiéndote físicamente bien? ¿Muy poca? ¿Una cantidad media? ¿Mucha? (Esto es subjetivo. Recuerda dar una respuesta que surja de tus entrañas).

____

¿Con qué frecuencia consumes más comida de ocio de una sentada o a lo largo de un día de la que sabes que tu cuerpo puede tolerar? Es decir: ¿consumes una cantidad de comida de ocio que sabes que podría hacerte sentir indispuesto, un poco mareado, hinchado, cansado, etc.? ¿A diario? ¿Varias veces al día? ¿Cada semana? ¿En raras ocasiones?

____

____

Reflexiona sobre tus respuestas a las preguntas anteriores para determinar tu enfoque general con respecto al contenido nutricional de la comida. ¿Con cuál de las siguientes afirmaciones estás de acuerdo? (Escoge tantas como se apliquen en tu caso).

1. Consumes alimentos nutritivos simplemente porque crees que es algo que debes hacer. Sí ❑ No ❑
2. De hecho, disfrutas con la comida nutritiva debido a su sabor. Sí ❑ No ❑
3. También aprecias su valor para tener una buena salud. Sí ❑ No ❑
4. Consumes comida de ocio cuando la ansías siempre que no te haga sentir físicamente mal después. Sí ❑ No ❑
5. Consumes comida de ocio antes que comida más nutritiva sin tener en consideración su menor valor nutricional o cómo reacciona tu organismo frente a esta elección. Sí ❑ No ❑

Si has contestado afirmativamante a las preguntas que van de la segunda a la cuarta, es probable que tu motivación al escoger tu comida proceda de una combinación entre tu deseo de proporcionarte alimentos nutritivos para tu bienestar físico y disponer de la opción de comer algo tan sólo por su sabor. Te preocupa cómo te sientes, además de desear tener una experiencia gastronómica satisfactoria. No emites juicios cuando eliges comer los alimentos con un menor valor nutricional, y también eres consciente de cómo reacciona tu cuerpo a la cantidad de estos alimentos que puedes comer. ¡Estás preparado para la nutrición amable!

Salud auténtica

Una persona que come de forma saludable es la que no sólo busca un equilibrio positivo entre los alimentos, sino que también tiene una relación sana con la comida. Tus elecciones con respecto a la comida no provocan una sensación de superioridad o inferioridad moral. De hecho, no estableces una conexión entre lo que comes y la esencia sobre quién eres como persona. Simplemente adoptas un enfoque neutral ante la recepción de mensajes de todas las fuentes apropiadas y lo integras para sentir un equilibrio saludable en tu vida. Este proceso también te lleva a la *salud auténtica*.

Dieta intuitiva: la integración dinámica
de la sintonización interior y los valores de la salud
para conseguir una salud auténtica

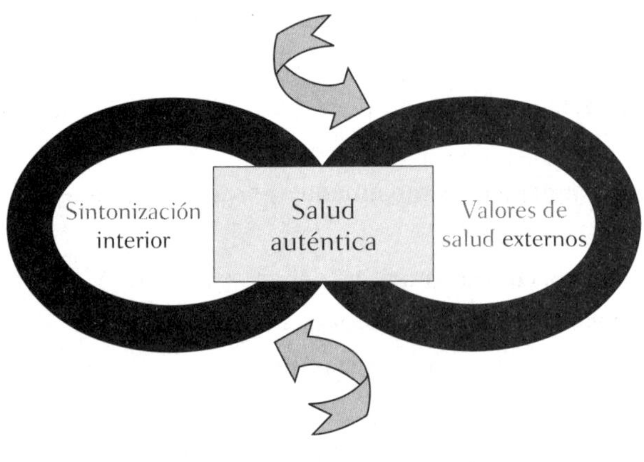

Ilustración 10.1. La salud auténtica.
Reimpreso con autorización de Tribole y Resch, 2012 / St. Martin's Press.

La salud auténtica se consigue mediante la integración de los mensajes de tu mundo interior formado por tu cuerpo y tu mente, junto con las directrices de salud concernientes a la nutrición y el movimiento que proceden de fuentes legítimas del mundo externo, como el USDA (el Departamento de Agricultura de Estados Unidos), los Institutos Nacionales de la Salud, la FDA (la Administración de Alimentos y Fármacos de Estados Unidos) y el Departamento de Salud y Servicios Humanos de Estados Unidos, entre otros. Tu mundo interior te proporciona una interacción dinámica entre el instinto, la emoción y el pensamiento. El instinto está dirigido por la parte primitiva de tu cerebro, que se ocupa de la supervivencia. Te proporciona el instinto para comer porque tienes hambre y para dejar de comer porque estás lleno. El instinto no siempre puede ayudarte. A veces, las enfermedades pueden desconectarte de tus señales de hambre. En ocasiones, las emociones pueden interferir con tus señales de hambre y saciedad. Para algunas personas, estar ansioso o molesto bloquea sus señales de hambre. Para otras, las emociones y pensamientos pueden desencadenar que coman más allá de su saciedad para aliviar o anestesiar sus emociones. Afortunadamente, nuestro nivel superior de funcionamiento cerebral, que implica al neocórtex, es capaz de usar el pensamiento racional para superar cualquier potencial interferencia física o emocional. Trabajando juntos en esta interacción dinámica, tu mundo interior te ayuda a mantenerte sintonizado con tus necesidades físicas y emocionales.

La salud auténtica se consigue permaneciendo sintonizado con los mensajes procedentes de tu organismo al tiempo que mantienes la sensibilidad a las directrices de salud externas prescritas por expertos en nutrición basadas en las investigaciones y el consenso científicos. Tus directrices externas también pueden incluir preferencias filosóficas, como la atención por la ecología y el medio ambiente. Puede que te preocupen la agricultura sostenible, la producción de alimentos, fibra u otros productos de origen vegetal o animal empleando técnicas agrícolas que protejan el entorno, la salud pública, las comunidades humanas y el bienestar animal. Quizás tengas tu atención centrada en los alimentos ecológicos (alimentos producidos mediante métodos agrícolas diseñados para potenciar la conservación de la tierra y el agua, reducir la contaminación y eliminar la necesidad de pesticidas artificiales). Quizás decidas seguir el vegetarianismo o el veganismo, ya sea por sus beneficios potenciales para la salud o por razones personales.

Si cualquiera de estos asuntos filosóficos o relativos a políticas de salud te llama, lo más importante es que estés preparado para dedicar tu atención al mundo exterior al tiempo que también haces caso a los mensajes procedentes de tu mundo interior. Cualquier sensación de que puedas estar formándote una mentalidad rígida con respecto a cualquiera de estos nuevos puntos de vista te alertará de tu necesidad de reevaluar tu relación con la comida. Si ése es el caso, repetir los ejercicios que aparecen a lo largo de todo este manual será la elección adecuada en ese momento. Puedes valorar si estás obteniendo una salud auténtica contestando a las siguientes preguntas:

¿Cómo evalúas, de forma crítica, la fuente y el valor científico de la información nutricional que recibes del mundo externo (las redes sociales, las revistas, tus amigos, tu familia, etc.)? Es decir, ¿buscas la base científica que las respalde, simplemente captas las ideas que circulan entre tus familiares y amigos, o sólo manifiestas una reacción visceral ante lo que oyes?

____

____

____

Si recibes información que parece científicamente válida, ¿valoras lo que sentirás, física y emocionalmente, si lo integras en tu alimentación? ¿Te podrías sentir privado o controlado por ello? ¿Te sentirás agradecido por haber sido informado y estarás dispuesto a hacer ciertos sacrificios para modificar la forma en la que comes? ¿Podría ser que te sintieras superior a otras personas que no se alimentan de esta forma?

____

____

____

Si asimilas la información y, como resultado de ello, te vuelves ansioso, ¿reevalúas si estos cambios son lo mejor para ti?

Generalmente ❑ A veces ❑ Nunca ❑

Cuando oyes hablar de la última moda nutricional, como el evitar el gluten, los alimentos u organismos modificados genéticamente o transgénicos (OMG), o el azúcar añadido, ¿tienes en cuenta sus efectos potencialmente perniciosos para con tu relación con la comida, tu mente y tu cuerpo?

Generalmente ❑ A veces ❑ Nunca ❑

Si rechazas la moda, ¿te ves excluido cuando otros promocionan su valor?

Generalmente ❑ A veces ❑ Nunca ❑

Cuando te sientes estresado y vulnerable, ¿recurres a la última moda nutricional para obtener una falsa sensación de poder y control sobre tu vida?

Generalmente ❑ A veces ❑ Nunca ❑

¿Eres capaz de complacer tus preferencias filosóficas (como tener en cuenta los aspectos medioambientales) sin volverte rígido con respecto a tus elecciones de alimentos?

Generalmente ❑ A veces ❑ Nunca ❑

Es probable que hayas alcanzado la salud auténtica si:

- has evaluado la validez científica de las directrices nutricionales del mundo exterior;
- has integrado algunas de ellas en tu vida sin generar ansiedad ni una sensación de falso control sobre tu vida o de superioridad sobre los demás; y
- haces caso a tu bienestar físico, incluyendo mantenerte en contacto con tu hambre, saciedad y satisfacción.

Sabiduría alimentaria

Si estás preparado para aportar más nutrición a tu alimentación, ha llegado el momento de aprender y practicar los principios de la sabiduría alimentaria que la dieta intuitiva tiene que ofrecerte. Si leer esta información desencadena una sensación de privación, miedo o ansiedad, quizás no estés listo para leer esta sección. Siempre podrás regresar a ella en el futuro, cuando te sientas más asentado en el mundo de la dieta intuitiva.

Empezando con los aspectos básicos: variedad, moderación y equilibrio

Empecemos con algunas preguntas para que reflexiones sobre ciertos conceptos básicos pero muy importantes para alimentarte de forma saludable. (Si empiezas poniendo los ojos en blanco, quizás se trate de una señal de que todavía no estás listo para contestar a estas preguntas).

Cuando oyes la palabra *variedad*, ¿qué te viene a la mente? ¿Suena como un mantra de cuidados de la salud que podría ser difícil de conseguir? ¿O podría, la idea de consumir variedad de alimentos, tener sentido para ti?

____

____

____

Ahora piensa en la *moderación*. ¿Un concepto aburrido? ¿O quizás algo que describe la forma en la que comes ahora?

¿Qué te parece el *equilibrio*? Cuando oyes esa palabra, ¿te preocupa que cada comida tenga que estar perfectamente equilibrada? ¿O piensas en el equilibrio de forma más amplia?

Empecemos con la *variedad*. En general, tendemos a buscar la variedad en nuestras comidas, de modo que podamos obtener el máximo disfrute de ellas (recuerda que la agradabilidad de un alimento concreto disminuye al cabo de un par de minutos, gracias a la saciedad sensorial específica). Además, cuanta más variedad haya en tu ingesta diaria, más oportunidades tendrás de recibir la abundancia de nutrientes (proteínas, grasas, carbohidratos, fibra, vitaminas, minerales, fitoquímicos, etc.) que pueden aportarte los alimentos. Si consumes la misma comida cada día, limitarás tu exposición a la amplia variedad de estos nutrientes. Hacer dieta limita la variedad de alimentos y a veces elimina grupos de alimentos enteros. Ha habido épocas en las que las dietas pobres en carbohidratos y ricas en proteínas han sido populares, seguidas de períodos que favorecían la riqueza en carbohidratos y la pobreza en proteínas, seguidas, a su vez, por épocas con una extremada pobreza en grasas, etc.

¿Cómo puedes incrementar la variedad de alimentos si has tenido el hábito de consumir sólo ciertos alimentos permitidos o si te has vuelto incuestionablemente rutinario en cuanto a tu forma de comer?

En cuanto a la cuestión relativa a la *moderación*, puede que ya te hayas encontrado con que, como persona que se alimenta de forma intuitiva, estés comiendo, de forma regular, más moderadamente, porque estás haciendo caso a tu hambre y tu saciedad y has hecho las paces con todos los alimentos. Has completado los ejercicios del capítulo 7 «Haz frente a tus sentimientos sin emplear la comida» sobre comer por razones emocionales, y ya no comes en exceso. Puede que algunos lectores, no obstante, sientan que todavía no están comiendo de forma moderada de manera sistemática. Es posible que algunos días esto resulte más fácil, pero que otros días te encuentres con problemas.

Si no estás comiendo de forma moderada ahora, ¿qué principios de la dieta intuitiva necesitan quizás algo más de práctica?

____

____

Por último, echemos un vistazo al *equilibrio*. Algunas personas quizás interpreten que la idea de comer de forma equilibrada significa que cada comida debe contener un equilibrio completo de nutrientes. Esto no es realista y ni siquiera necesario. En estudios con niños de corta edad en los que se les daba rienda libre para consumir una amplia variedad de alimentos sin restricción, se vio que a lo largo de un período de una semana obtuvieron todo lo que necesitaban para tener una buena salud nutricional. Acababan obteniendo suficientes proteínas, carbohidratos, grasas, vitaminas, minerales y fibra con la distribución y proporción adecuadas para mantener una buena salud (Birch *et al.*, 1991). Los adultos suelen desconectarse de su inteligencia intuitiva debido a las poderosas influencias procedentes de los medios, sus amigos y, ciertamente, de las dietas, pero podemos recuperar esa sabiduría.

Piensa en una semana típica. ¿Crees que, en esa semana, obtienes el equilibrio que necesitas? ¿Hay cualquier área que pueda requerir algo de atención para equilibrar la semana?

____

____

____

____

Recomendaciones nutricionales

Las Directrices Nutricionales de Estados Unidos se actualizan y publican cada cinco años en forma de un esfuerzo conjunto entre el Departamento de Salud y Servicios Humanos de Estados Unidos (USDHHS) y el Departamento de Agricultura de Estados Unidos (USDA) (USDHHS y USDA, 2015). Estas directrices reflejan los hallazgos del corpus actual de ciencia nutricional y constituyen la base de las políticas y programas nutricionales de este país. Al tener en cuenta estas directrices, recuerda que es importante tener presente que la ciencia evoluciona y que es de esperar que haya nuevos cambios a medida que surjan hallazgos como producto de la investigación. Ésta es la razón por la cual algunas recomendaciones parecen contradecir las directrices anteriores, lo que puede resultar confuso para la gente, y también para los nutricionistas. Ésta es otra buena razón para esforzarse por alcanzar la variedad, la moderación y el equilibrio, ya que eso te ayudará a superar las grietas entre las siempre cambiantes recomendaciones.

En esta sección se subrayarán las cinco directrices nutricionales dominantes del período 2015-2020; pero al leerlas es importante que recuerdes que tu sabiduría y las sensaciones que surgen de tus entrañas son un componente vital. Incluso el resumen ejecutivo de las directrices insta al lector a recordar que: «Estas Directrices encarnan la idea de que un patrón de alimentación saludable no es una propuesta rígida, sino más bien un marco adaptable en el cual la gente puede disfrutar de alimentos que satisfagan sus preferencias personales, culturales y tradicionales» (USDHHS y USDA 2015, pág. xi). Esto supone un cambio y una evolución fantásticos con respecto a las directrices anteriores.

Antes de que te fijes en estas directrices, un poco de información nutricional te explicará la base de algunas de las recomendaciones. Nuestra ingesta de energía procede de los carbohidratos, las proteínas y las grasas. Recibimos buena parte de nuestras vitaminas, minerales y fibra de la fruta, las verduras, los cereales integrales, las legumbres y los frutos secos.

- Los carbohidratos nos proporcionan nuestra mayor fuente de energía, especialmente para el cerebro, ya que los carbohidratos son su fuente de energía exclusiva. La fuente de energía vital es tan importante que, si no obtienes una cantidad suficiente, tu cuerpo consumirá tu musculatura descomponiendo su proteína en forma de aminoácidos y convirtiéndolos en glucosa (este proceso recibe el nombre de *gluconeogénesis*, que significa «creación de azúcar nuevo»).
- Las proteínas son como los ladrillos para la construcción de los músculos, órganos, cabello, uñas, enzimas, hormonas, etc. Recuerda que si no consumes suficientes carbohidratos, tu organismo empleará su proteína (tanto la procedente de lo que comes como la de tu propio

cuerpo). Ésta es una fuente de energía muy cara, tanto en términos de dinero como de daños para tu organismo.

- Las grasas son necesarias para muchas funciones: para la absorción de las vitaminas liposolubles, para la creación de las vainas de mielina que protegen nuestros nervios, para los receptores de neurotransmisores en nuestro cerebro, para proporcionarnos saciedad y satisfacción en nuestra comida, para aislarnos y así mantener calientes y protegidos nuestros órganos internos, etc.
- Las vitaminas y los minerales ayudan a convertir el alimento en energía, a reparar los daños celulares, a fortalecer los huesos, a curar las heridas y a estimular el sistema inmunitario, y están implicados en la producción de células sanguíneas, hormonas y neurotransmisores relacionados con el humor y la cognición, entre otras funciones.
- La fibra ayuda a la digestión y es necesaria para el funcionamiento saludable del tracto gastrointestinal.

Las cinco directrices nutricionales predominantes del período 2015-2020

Aquí tenemos una síntesis de las recomendaciones:

1. *Sigue un patrón de alimentación saludable a lo largo de toda tu vida.* Los patrones de alimentación son la combinación de alimentos y bebidas que una persona consume a lo largo del tiempo. Esto es muestra de nuestra recomendación de comer de forma variada. Un patrón de alimentación saludable incluye:

    - variedad de hortalizas, incluyendo verduras de distintos colores, legumbres (alubias y guisantes), hortalizas ricas en almidón y verduras de hoja;
    - frutas, especialmente enteras, más que su zumo;
    - cereales, por lo menos la mitad de ellos integrales;
    - lácteos, incluyendo leche, yogur, queso y bebidas de soja enriquecidas;
    - variedad de alimentos ricos en proteínas, incluyendo mariscos, carne magra, aves, huevos, legumbres (alubias y guisantes), productos de soja, frutos secos y semillas; y
    - aceites, incluyendo los de origen vegetal y los presentes de forma natural en los frutos secos, semillas, mariscos, aceitunas y aguacates.

2. *Céntrate en la variedad, la densidad en nutrientes y la cantidad.* Cada alimento aporta su propio conjunto de nutrientes. Podrás evitar mejor todas las eventualidades si expandes tu selección

de tipos de alimentos. La *densidad en nutrientes* simplemente significa que sacas más provecho escogiendo alimentos que contengan más nutrientes y energía por gramo. Los alimentos con una alta densidad en nutrientes incluyen los frutos secos y las semillas, las legumbres, los aguacates, el salmón, el kale (col rizada), los arándanos y las yemas de huevo, entre muchos otros.

3. *Limita los azúcares añadidos y reduce el sodio.* Los *azúcares añadidos* hacen referencia al azúcar y los jarabes de maíz (además de a la mayoría del resto de edulcorantes, como la miel) que se añaden a los alimentos durante su procesado o cuando tú mismo los preparas (como, por ejemplo, cuando añades una cucharada de azúcar al café o el té). No hace referencia a los azúcares que se encuentran de forma natural en alimentos como la leche y la fruta (y algunas hortalizas). (Nota: esto no implica que fomentemos el consumo de edulcorantes artificiales, ya que sabemos que te desconectan de tu saciedad interna y de tus señales de recompensa). Muchos alimentos altamente procesados, desde las sopas enlatadas hasta las galletas saladas y fiambres tienen un contenido en sodio especialmente alto.
4. *Pásate a alimentos y bebidas más saludables.* Esta recomendación habla de escoger alimentos y bebidas que te aporten un mayor valor nutricional, como, por ejemplo, elegir leche o zumos antes que refrescos; frutas y verduras frescas antes que las enlatadas o conservadas en almíbar, y alimentos integrales antes que los muy procesados.
5. *Respalda unos patrones de alimentación saludables para todos.* El objetivo de esta recomendación es expandir unas opciones de estilo de vida saludables más allá de tu hogar y en la escuela, el trabajo y tu comunidad mediante unos medios sencillos, accesibles, culturalmente adecuados y asequibles.

No comas demasiado ni excesivamente poco

Problemas relacionados con comer excesivamente poco

Es importante señalar que no hemos incluido tamaños de raciones en este libro. El tamaño de la ración supone un problema si eres una persona que se distrae mientras come, restringe la cantidad de alimento que ingiere o come de forma inconsciente, pero no supone una preocupación para las personas que se alimentan de forma intuitiva, porque están en contacto con la saciedad y la satisfacción. Las Directrices Nutricionales del período 2015-2020 hacen hincapié en la «importancia de centrarse no en nutrientes concretos o alimentos aislados, sino en la variedad de lo que la gente come y bebe: patrones de alimentación saludables en su conjunto». Pese a ello, proporcionan objetivos en cuanto a las calorías, lo que refuerza la mentalidad propia de hacer dietas y, por tanto, su problemática.

Problemas relacionados con comer demasiado

Tal y como hemos comentado anteriormente, consumir una cantidad suficiente de una amplia variedad de alimentos es necesario para obtener los nutrientes para conseguir una buena salud general. Mucha gente no alcanza este objetivo. Sufre carencias de vitaminas esenciales, por ejemplo, porque no consume suficiente fruta y verduras frescas. Así pues, a continuación, tenemos algunas sugerencias a tener en cuenta *la mayoría de las veces*. Se trata, simplemente, de metas que *promediar* a lo largo de cierto período. *No* se trata de una recomendación inflexible. Y, una vez más, si ver estas recomendaciones te hace sentir incómodo, sáltate esta sección.

Consume una cantidad suficiente de estos alimentos:

- Fruta y hortalizas, incluyendo abundantes verduras de hoja verde oscura y frutas y hortalizas de colores vivos, como las variedades rojas y naranjas.
- Pescado (dos veces por semana).
- Carbohidratos: un mínimo de 130 gramos diarios para la mayoría de los adultos y adolescentes, que aumentarán hasta 175 gramos en el caso de las mujeres gestantes y hasta los 210 gramos durante la lactancia. Hacemos énfasis en los carbohidratos porque han sido ampliamente denigrados y temidos. Recuerda que los carbohidratos son el combustible exclusivo del cerebro.
- Alimentos con una alta densidad en nutrientes.
- Alimentos ricos en proteínas, entre los que se incluyen las legumbres, el pescado, el pollo, la carne, los huevos, los lácteos y los frutos secos. Mucha gente consume mucha más proteína de la necesaria, pero en ciertas personas el consumo de proteína es insuficiente.
- Grasas de buena calidad: ácidos grasos omega 3 procedentes de mariscos, aceite de pescado y algas, además de las grasas del aceite de oliva, el aguacate, los frutos secos, las semillas, el aceite de linaza y el aceite de canola.
- Alimentos integrales: aquellos que no están procesados y conservan su fibra, vitaminas y minerales.

Si deseas obtener información más personalizada sobre tus necesidades nutricionales, ponte en contacto con un nutricionista colegiado con formación en la dieta intuitiva. La lista de recursos al final de este libro contiene información sobre cómo hallar uno.

Tómate un momento para reflexionar sobre el espectro de alimentos que consumes en una semana típica para ver si estás comiendo una cantidad insuficiente de uno o más de estos alimentos. ¿Hay alguna categoría que hayas descuidado? Si es así, ¿cómo podrías dar con una forma de mejorar tu nutrición?

- ¿Debes comprar hortalizas con más frecuencia?
- ¿Deberías ampliar los tipos de restaurantes a los que vas a comer?
- ¿Necesitas cocinar algo más en casa?

____

____

____

____

Recuerda, por encima de todo, que la dieta intuitiva es la interacción dinámica entre el instinto, la emoción y el pensamiento. En caso necesario, usa, de vez en cuando, tu pensamiento racional para que te ayude a superar cualquier problema que encuentres en tu alimentación, es decir, cambios en tus señales de hambre o tus elecciones de alimentos debido a una enfermedad, el estrés o las emociones. Además, si padeces un problema médico, asegúrate de consultar a un dietista o nutricionista colegiado que haya recibido formación en la dieta intuitiva aplicada a la terapia médica nutricional. Tomar decisiones sobre cómo comer basándote en las verdaderas necesidades médicas y la dieta intuitiva no son cosas excluyentes entre sí.

Para tus decisiones cotidianas sobre qué comer, recuerda siempre que naciste con el instinto para comer lo que necesitas para nutrir tu organismo. La dieta intuitiva consiste en orientarte de vuelta a ese lugar y de despojarte de tu pensamiento restrictivo y de comer por razones emocionales. Ten por seguro que puedes internalizar las directrices nutricionales sin que se conviertan en un nuevo conjunto de normas y restricciones. Puedes emplear la información que contienen al tiempo que sabes que tu cuerpo te informará de lo que necesites de verdad para obtener variedad, moderación y equilibrio en tu alimentación.

Nutrición y satisfacción

En el capítulo 6 «Descubre el factor de la satisfacción» has practicado muchos ejercicios para ayudarte a encontrar los alimentos más satisfactorios para ti. Llegados a este punto, añadiremos una consideración más en tu búsqueda de la satisfacción a la hora de comer: la nutrición. Sé consciente de que, para algunas personas, esta discusión sobre la nutrición desencadena viejos sentimientos sobre los alimentos que *deberían* elegir o restringir: estos sentimientos son prueba de una mentalidad de hacer dieta que perdura. Tómate un momento para comprobarlo contigo mismo para ver si ha sucedido esto y para desafiar de inmediato a esos pensamientos:

____

____

____

Recuerda que la satisfacción es la fuerza impulsora en la dieta intuitiva. Si mantienes la meta de la satisfacción de forma regular en tu mente, te verás motivado no sólo a hacer caso a todos los principios de la dieta intuitiva, sino también a dar con una forma de incluir suficientes alimentos nutritivos en tus elecciones semanales de alimentos para así mostrar respeto por tu salud. Si te sientes más satisfecho con tu comida, incluyendo algún alimento altamente nutritivo, incorpóralo desde ahora mismo. Mantener un equilibrio entre los alimentos nutritivos junto con algunos alimentos de ocio puede que sea el mejor camino para toda una vida de alimentación satisfactoria. Simplemente asegúrate de escuchar los mensajes que te da tu organismo acerca de tus elecciones de alimentos y que no seas crítico contigo mismo cuando decidas consumir los alimentos con un menor valor nutricional.

Resumen

No hace falta que sea perfecto

En ocasiones no dispondrás de la opción de obtener exactamente lo que deseas. Quizás decidas comer en casa de un amigo o un familiar por el placer de socializar, pero que esta persona no sea muy buena cocinera; o puede que viajes a un país cuya cocina no disponga de los alimentos frescos y nutritivos que preferirías; o quizás te enfrentes inesperadamente al problema de encontrarte sin los alimentos con los que disfrutas y que tengas que apañártelas con aquello que tengas a mano. Es importante que recuerdes que tienes muchas comidas por delante (de hecho, disfrutas de una comida cada tres o cuatro horas). Tendrás muchas más oportunidades para hallar satisfacción y los tipos de alimentos que encajen con tus preferencias nutricionales. Ninguna comida concreta (y ni siquiera semanas de comidas, si estás en un viaje largo) afectará a tu nutrición general. La dieta intuitiva no consiste en la perfección: se trata simplemente de aportarte directrices para tener una relación cómoda con la comida.

Por tanto, relájate. Recuerda que el concepto de «la mayoría de las veces» es básico. Esfuérzate, la mayor parte del tiempo, por la variedad, la moderación y el equilibrio en tu alimentación. Disfruta, la mayor parte de las veces, tanto de alimentos nutritivos como de alimentos de ocio. Consume casi siempre comidas satisfactorias. La calma y la confianza que sientas con respecto al alimento, basadas en tu sabiduría interior y la negativa a luchar por la perfección, te conducirán por toda una vida de libertad y alegría en tu alimentación.

Ahora has practicado muchos ejercicios relacionados con los diez principios de la dieta intuitiva. Como resultado de ello esperamos que hayas adquirido un conocimiento más profundo de lo que significa la dieta intuitiva y una gran confianza en que si escuchas atentamente todos los mensajes que tu organismo y tu sabiduría interior te proporcionan sabrás exactamente qué, cuándo y cuánto comer. Puede que necesites consultar algunos de los ejercicios de este manual para pulir tus habilidades relacionadas con la dieta intuitiva. Cuanto más practiques, más cerca te encontrarás de un mundo libre de dietas y lleno de una alimentación placentera y de respeto por ti mismo y autoestima.

Recursos de la dieta intuitiva

Generales

Libro sobre la dieta intuitiva

Tribole, E. y Resch, E.: *Intuitive eating*. 3.ª edición, St. Martin's Press, Nueva York (Nueva York), 2012.

CD de audio sobre la dieta intuitiva

Este conjunto de cuatro CD, que es un complemento de nuestro libro, se centra en los aspectos básicos prácticos de la dieta intuitiva. No consiste en una lectura al pie de la letra del libro.

Portal web de la dieta intuitiva

www.intuitiveeating.org

Obtén las últimas noticias de nuestro blog y nuestro calendario de eventos. También encontrarás artículos, investigaciones, entrevistas e información general sobre la dieta intuitiva.

Asesoramiento y respaldo

Directorio de asesores diplomados en dieta intuitiva

www.intuitiveeatingcounselordirectory.org

Éste es un listado de profesionales de la salud afines formados y diplomados en el proceso de la dieta intuitiva. Recibimos numerosas peticiones buscando profesionales de la salud formados en la dieta intuitiva que trabajen en distintas regiones. Para ayudar a cubrir este hueco ofrecemos certificaciones a profesionales de la salud afines. Entre estos profesionales de la salud se incluyen dietistas, psicoterapeutas, médicos, fisioterapeutas, enfermeras, quiroprácticos, dentistas, terapeutas ocupacionales, masajistas acreditados, entrenadores físicos acreditados, especialistas en educación sanitaria licenciados, asesores de salud y *coaches* acreditados y otros miembros de la profesión sanitaria que apoyen los principios de la dieta intuitiva en su trabajo.

Comunidad de la dieta intuitiva *online*
www.intuitiveeatingcommunity.org

Inspírate, comparte tu historia y aprovecha las numerosas herramientas disponibles para fortalecer tu viaje por la dieta intuitiva. Ésta es tu comunidad, con más de diez mil miembros. Es gratuita, pero tendrás que inscribirte.

Recursos profesionales

Cómo convertirte en un asesor diplomado en dieta intuitiva
Estamos deseosos de difundir el mensaje de la dieta intuitiva a través de profesionales de la salud afines que cumplan los requisitos para obtener la certificación y ser mencionados en nuestro directorio de asesores en la dieta intuitiva. La formación para obtener esta certificación incluye tres pasos:

1. Un programa de autoaprendizaje gestionado por la editorial Helm Publishing (www.helmpublishing.com).
2. Formación en forma de cursos a distancia para profesionales de la dieta intuitiva dirigido por Evelyn Tribole.
3. Supervisión y preparación con Elyse Resch o Evelyn Tribole.

Tras completar los requisitos para obtener la certificación, tendrás la opción de recibir lo siguiente:

1. La pertenencia a la Comunidad de Asesores Diplomados en la dieta intuitiva.
2. Aparición en el listado del Directorio de Asesores Diplomados en la dieta intuitiva, en el portal web de la dieta intuitiva (www.intuitiveeating.org).

The Original Intuitive Eating Pros®

Ilustración R.1. El logotipo de los asesores diplomados en la dieta intuitiva.
The Original Intuitive Eating Pros®

Para obtener detalles e información, se pueden consultar las siguientes páginas web:

www.evelyntribole.com
www.elyseresch.com
www.intuitiveeatingprotraining.com
www.helmpublishing.com

Profesionales de la dieta intuitiva en LinkedIn
http://bit.ly/LinkedIn-IEPro

Un grupo internacional de casi cuatro mil profesionales de la salud afines. Compartimos noticias, puntos de vista y recursos.

Referencias bibliográficas

ADAMS, C. y LEARY, M. (2007): «Promoting self-compassionate attitudes toward eating among restrictive and guilty eaters», *Journal of Social and Clinical Psychology*, vol. 26, núm. 10, pp. 1120-1144.

ALBERTSON, E.; NEFF, K. y DILL-SHACKLEFORD, K. (2015): «Self-compassion and body dissatisfaction in women: A randomized controlled trial of a brief meditation intervention», *Mindfulness*, vol. 6, núm. 3, pp. 444-454.

AVALOS, L.; TYLKA, T. y WOOD-BARCALOW, N. (2005): «The body appreciation scale: Development and psychometric evaluation», *Journal of Body Image*, vol. 2, pp. 285-297.

BACON, L. y APHRAMOR, L. (2011): «Weight science: Evaluating the evidence for a paradigm shift», *Nutrition Journal*, vol. 10, p. 9. DOI: 10.1186/1475-2891-10-9.

BARNES, R. y TANTLEFF-DUNN, S. (2010): «Food for thought: Examining the relationship between food thought suppression and weight-related outcomes», *Eating Behaviors*, vol. 11, núm. 3, pp. 175-179.

BARNETT, J.; BAKER, K.; ELMAN, N. y SCHOENER, G. (2007): «In pursuit of wellness: The self-care imperative», *Professional Psychology: Research and Practice*, vol. 38, núm. 6, pp. 603-612.

BIRCH, L. L. y DEYSHER. M. (1986): «Calorie compensation and sensory specific satiety: evidence for self-regulation of food intake by young children», *Appetite*, vol. 7, núm. 4, pp. 323-331.

BIRCH, L. L.; JOHNSON, S. L.; ANDRESEN, G.; PETERS, J. C. y SCHULTE, M. C. (1991): «The variability of young children's energy intake», *New England Journal of Medicine*, vol. 324, núm. 4, pp. 232-223. DOI: 10.1056/NEJM199101243240405.

BRUNSTROM, J. y MITCHELL, G. (2006): «Effects of distraction on the development of satiety», *British Journal of Nutrition*, vol. 96, núm. 4, pp. 761-769.

CALOGERO, R. y PEDROTTY, K.: «Daily practices for mindful exercise». En *Handbook of low-cost preventive interventions for physical and mental health: Theory, research, and practice*, editado por L'Abate, L.; Embry, D. y Baggett, M. pp. 141-160. Springer-Verlag, Nueva York, 2007.

CAMERON, J.; GOLDFIELD, G.; FINLAYSON, G.; BLUNDELL, J. y DOUCET, E. (2014): «Fasting for 24 hours heightens reward from food and food-related cues», *PLoS ONE*, vol. 9, núm. 1, p. e85970. DOI: 10.1371/journal.pone.0085970.

CARR, K. (2011): «Food scarcity, neuroadaptations, and the pathogenic potential of dieting in an unnatural ecology: Binge eating and drug abuse», *Physiology and Behavior*, vol. 104, pp. 162-167.

CHEVAL, B.; SARRAZIN, P. y PELLETIER, L. (2014): «Impulsive approach tendencies towards physical activity and sedentary behaviors, but not reflective intentions, prospectively predict non-exercise activity thermogenesis», *PLoS ONE*, vol. 9, núm. 12, p. e115238. DOI: 10.1371/journal.pone.0115238.

COOK-COTTONE, C.: *Mindfulness and yoga for self-regulation: A primer for mental health professionals*. Springer Publishing Company, Nueva York, 2015.

COOK-COTTONE, C.; TRIBOLE, E. y TYLKA, T.: *Healthy eating in schools*. American Psychological Association, Washington, D. C., 2013.

CORNIL, Y. y CHANDON, P. (2015): «Pleasure as an ally of healthy eating? Contrasting visceral and Epicurean eating pleasure and their association with portion size preferences and well-being», *Appetite*, vol. 104, pp. 52-59. DOI: 10.1016/j.appet.2015.08.045.

CRAFT, L.; ZDERIC, T.; GAPSTUR, S.; VANITERSON, E.; THOMAS, D.; SIDDIQUE, J. y HAMILTON, M. (2012): «Evidence that women meeting physical activity guidelines do not sit less: An observational inclinometry study», *The International Journal of Behavioral Nutrition and Physical Activity*, vol. 9, p. 122. http://doi.org/10.1186/1479–5868–9-122

DE WITT HUBERTS, J.; EVERS, C. y DE RIDDER, D. (2013): «Double trouble: restrained eaters do not eat less and feel worse», *Psychology and Health*, vol. 28, núm. 6, pp. 686-700.

DULLOO, A.; JACQUET, J. y MONTANI, J. (2012): «How dieting makes some fatter: From a perspective of human body composition autoregulation», *Proceedings of the Nutrition Society*, vol. 71, pp. 379-389.

EKKEKAKIS, P.; PARFITT, G. y PETRUZZELLO, S. (2012): «The pleasure and displeasure people feel when they exercise at different intensities decennial update and progress towards a tripartite rationale for exercise intensity prescription», *Sports Medicine*, vol. 41, núm. 8, pp. 641-671.

EMMONS, R. y MCCULLOUGH, E. (2003): «Counting blessings versus burdens: An experimental investigation of gratitude and subjective well-being in daily life», *Journal of Personality and Social Psychology*, vol. 84, núm. 2, pp. 377-389.

EPSTEIN, L.; TEMPLE, J.; ROEMMICH, J. y BOUTON, M. (2009): «Habituation as a determinant of human food intake», *Psychological Review*, vol. 116, núm. 2, pp. 384-407. DOI: 10.1037/a0015074.

FIELD, A.; AUSTIN, S.; TAYLOR, C.; MALSPEIS, S.; ROSNER, B.; ROCKETT, H. y COLDITZ G. (2003): «Relation between dieting and weight change among preadolescents and adolescents», *Pediatrics*, vol. 112, pp. 900-906.

FOTHERGILL, E.; GUO, J.; HOWARD, L.; KERNS, J.; KNUTH, N.; BRYCHTA, R.; CHEN, K.; SKARULIS, M.; WALTER, M.; WALTER, P. y HALL, K. (2016): «Persistent metabolic adaptation 6 years after "The biggest loser" competition», *Obesity biology and integrated physiology*, vol. 24, núm. 8, pp. 1612-1619. http://dx.doi.org/10.1002/oby.21538

FRIEDEMANN SMITH, C.; HENEGHAN, C. y WARD, A. (2015): «Moving focus from weight to health. What are the components used in interventions to improve cardiovascular health in children?», *PLOS One*, vol. 10, núm. 8, p. e0135115. http://dx.doi.org/10.1371/journal.pone.0135115

GALLOWAY A.; FARROW, C. y MARTZ, D. (2010): «Retrospective reports of child feeding practices, current eating behaviors and BMI in college students», *Obesity*, vol.18, pp. 1330-1335.

GEARHARDT, A.; CORBIN, W. y BROWNELL, K. (2009): «Preliminary validation of the Yale food addiction scale», *Appetite*, vol. 52, pp. 430-436.

GRECUCCI, A.; PAPPAIANNI, E.; SIUGZDAITE, R.; THEUNINCK, A. y JOB, R. (2015): «Mindful emotion regulation: Exploring the neurocognitive mechanisms behind mindfulness», *BioMed Research International*, p. 670724. http://doi.org/10.1155/2015/670724

HAINER, V. y ALDHOON-HAINEROVA, I. (2013): «Obesity paradox does exist», *Diabetes Care*, vol. 36 (supl. 2), pp. S276-S281.

HALLOWELL, E.: *CrazyBusy: Overstretched, overbooked, and about to snap! Strategies for handling your fast-paced life*. Ballantine Books, Nueva York (Nueva York), 2007. (Trad. cast: *¡No te vuelvas loco!* VíaMagna: Barcelona, 2007.

HAMILTON, M.; HAMILTON, D. y ZDERIC, T. (2004): «Exercise physiology versus inactivity physiology: An essential concept for understanding lipoprotein lipase regulation», *Exercise and sport sciences reviews*, vol. 32, núm. 4, pp. 161-166.

HARNED, M.; DIMEFF, L.; WOODCOCK, E.; KELLY, T.; ZAVERTNIK, J.; CONTRERAS, I. y DANNER, S. (2014): «Exposing clinicians to exposure: A randomized controlled dissemination trial of exposure therapy for anxiety disorders», *Behavior Therapy*, vol. 45, núm. 6, pp. 731-744.

HARRINGTON, M.; GIBSON, S. y COTTRELL, R. (2009): «A review and meta-analysis of the effect of weight loss on all-cause mortality risk», *Nutrition Research Reviews*, vol. 22, núm. 1, pp. 93-108.

HENSON, J.; DUNSTAN, D.; DAVIES, M. y YATES, T. (2016): «Sedentary behaviour as a new behavioural target in the prevention and treatment of type 2 diabetes», *Diabetes/Metabolism Research and Reviews*, vol. 32 (supl. 1), pp. 213-220.

HERBERT, B.; BLECHERT, J.; HAUTZINGER, M.; MATTHIAS, E. y HERBERT, C. (2013): «Intuitive eating is associated with interoceptive sensitivity. Effects on body mass index», *Appetite*, vol. 70, pp. 22-30.

Herbert, B.; Muth, E.; Pollatos, O. y Herbert, C. (2012): «Interoception across modalities: On the relationship between cardiac awareness and the sensitivity for gastric functions», *PLOS One*, vol. 7, núm. 5, p. e36646.

Herman, C. y Polivy, J.: «A boundary model for the regulation of eating». En *Eating and Its Disorders*, editado por Stunkard, A. y Stellar, E., p. 151. Raven Press, Nueva York (Nueva York), 1984.

Hetherington, M.; Rolls, B. J. y Burley, J. (1989): «The time course of sensory-specific satiety», *Appetite*, vol. 12, núm.1, pp. 57-68.

Holmes, M.; Fuller-Tyszkiewicz, M.; Skouteris, H. y Broadbent, J. (2014): «Improving prediction of binge episodes by modelling chronicity of dietary restriction», *European Eating Disorders Review*, vol. 22, pp. 405-411.

Ihuoma, U. E.; Crum, P. A. y Tylka, T. L. (2008): «The trust model: A different feeding paradigm for managing childhood obesity», *Obesity*, vol. 16, núm. 10, pp. 2197-2204. DOI: 10.1038/oby.2008.378.

Jansen, E.; Mulkens, S. y Jansen, A. (2007): «Do not eat the red food! Prohibition of snacks leads to their relatively higher consumption in children», *Appetite*, vol. 49, pp. 572-577.

Jansen, E.; Mulkens, S.; Emond, A. y Jansen, A. (2008): «From the Garden of Eden to the land of plenty. Restriction of fruit and sweets intake leads to increased fruit and sweets consumption in children», *Appetite*, vol. 51, núm. 3, pp. 570-575.

Keeler, C.; Mattes, R. y Tan, S. (2015): «Anticipatory and reactive responses to chocolate restriction in frequent chocolate consumers», *Obesity*, vol. 23, núm. 6, pp. 1130-1135.

Køster-Rasmussen, R.; Simonsen, M.; Siersma, V.; Henriksen, J.; Heitmann, B. y Olivarius, N. (2016): «Intentional weight loss and longevity in overweight patients with type 2 diabetes: A population-based cohort study», *PLOS One*, vol. 11, núm. 1, p. e0146889. http://dx.doi.org/10.1371/journal.pone.014688s

Kristeller, J. y Wolever, R. (2011): «Mindfulness-based eating awareness training for treating binge eating disorder: The conceptual foundation», *Eating Disorders*, vol. 19, núm. 1, pp. 49-61.

Lavie, C.: *The obesity paradox: When thinner means sicker and heavier means healthier*. Hudson Street Press, Nueva York, 2014.

Levine, J.; Vander Weg, M.; Hill, J. y Klesges, R. (2006): «Non-exercise activity thermogenesis: The crouching tiger hidden dragon of societal weight gain», *Arteriosclerosis, thrombosis, and vascular biology*, vol. 26, pp. 729-736.

Long, C.; Blundell, J. y Finlayson, G. (2015): «A systematic review of the application and correlates of YFAS-diagnosed "food addiction" in humans: Are eating-related "addictions" a cause for concern or empty concepts?», *European Journal of Obesity*, vol. 3, pp. 386-401.

MANN, T.: *Secrets from the eating lab*. Harper Collins, Nueva York, 2015.

MASSEY, A. y HILL, A. (2012): «Dieting and food craving. A descriptive, quasi-prospective study», *Appetite*, vol. 58, núm. 3, pp. 781-785.

NEAL, D.; WOOD, W.; WU, M. y KURLANDER, D. (2011): «The pull of the past: When do habits persist despite conflict with motives?», *Personality and Social Psychology Bulletin*, vol. 37, núm. 11, pp. 1428-1437.

NEFF, K. (2003): «Self-compassion: An alternative conceptualization of a healthy attitude toward oneself», *Self and Identity*, vol. 2, pp 85-101.

—: (2016): «The self-compassion scale is a valid and theoretically coherent measure of self-compassion», *Mindfulness*, vol. 7, núm. 1, pp. 264-274.

NEFF, K. y COSTIGAN, A. (2014): «Self-compassion, well-being, and happiness», *Psychologie in Österreich*, vol. 2/3, pp. 114-119.

NEUMARK-SZTAINER, D.; WALL, M.; ARSON, N.; EISENBERG, M. y LOTH, K. (2011): «Dieting and disordered eating behaviors from adolescence to young adulthood: Findings from a 10-year longitudinal study», *Journal of the American Dietetic Association*, vol. 111, pp. 1004-1011.

ORGANIZACIÓN MUNDIAL DE LA SALUD (2006): Constitution of the World Health Organization — Basic documents, 45.ª edición, suplemento, octubre.

ORGANIZACIÓN MUNDIAL DE LA SALUD: *Global Recommendations on Physical Activity for Health*. WHO Press, Ginebra (Suiza), 2010.

OZIER, A.; KENDRICK, O.; KNOL, L.; LEEPER, J.; PERKO, M. y BURNHAM, J. (2007): «The eating and appraisal due to emotions and stress (EADES) questionnaire: Development and validation», *Journal of the American Dietetic Association*, vol. 107, núm. 4, pp. 619-628.

PADDOCK, N. (2014): «Alcohol disrupts body's sleep regulator», *Medical News Today*, 11 de diciembre.

PARFITT G.; EVANS, H. y ESTON, R. (2012): «Perceptually regulated training at RPE13 is pleasant and improves physical health», *Medicine and Science in Sports and Exercise*, vol. 44, núm. 8, pp. 1613-1618. DOI: 10.1249/MSS.0b013e31824d266e.

PÉNEAU S.; MÉNARD, E.; MÉJEAN, C.; BELLISLE, F. y HERCBERG, S. (2003): «Sex and dieting modify the association between emotional eating and weight status», *American Journal of Clinical Nutrition*, vol. 97, pp. 1307-1313.

PETRUZZELLO, S. (2012): «Doing what feels good (and avoiding what feels bad) — A growing recognition of the influence of affect on exercise behavior: A comment on Williams *et al.*», *Annals of Behavior Medicine*, vol. 44, núm. 1, pp. 7-9.

PIETILAINEN, K.; SAARNI, S.; KAPRIO, J. y RISSANEN, A. (2012): «Does dieting make you fat? A twin study», *International Journal of Obesity*, vol. 36, pp. 456-464.

Rezende, L.; Sa, T.; Mielke, G.; Viscondi, J.; Rey-Lopez, J. y Garcia, L. (2016): «All-cause mortality attributable to sitting time», *American Journal of Preventive Medicine*, vol. 51, núm. 2, pp. 253-263.

Robinson, E.; Aveyard, P.; Daley, A.; Jolly, K.; Lewis, A.; Lycett, D. y Higgs, S. (2013): «Eating attentively: A systematic review and meta-analysis of the effect of food intake memory and awareness on eating», *American Journal of Clinical Nutrition*, vol. 97, pp. 728-742.

Rolls, B. J. (1986): «Sensory-specific satiety», *Nutrition Reviews*, vol. 44, núm. 3, pp. 93-101. DOI: 10.1111/j.1753–4887.1986.tb07593.x.

Ross, R.; Blair, S.; de Lannoy, L.; Després, J. y Lavie, C. (2015): «Changing the endpoints for determining effective obesity management», *Progress in cardiovascular disease*, vol. 57, núm. 4, pp. 330-336.

Schoenefeld, S. y Webb, J. (2013): «Self-compassion and intuitive eating in college women: Examining the contributions of distress tolerance and body image acceptance and action», *Eating Behaviors*, vol. 14, pp. 493-496.

Segar, M.; Eccles, J. y Richardson, C. (2011): «Rebranding exercise: Closing the gap between values and behavior», *International Journal of Behavioral Nutrition and Physical Activity*, vol. 8, pp. 94. https://ijbnpa.biomedcentral.com/articles/10.1186/1479–5868–8-94

Stice, E.; Burger, K. y Yokum, S. (2013): «Caloric deprivation increases responsivity of attention and reward brain regions to intake, anticipated intake, and images of palatable food», *NeuroImage*, vol. 67, pp. 322-330.

Stice, E.; Davis, K.; Miller, N. y Marti, C. (2008): «Fasting increases risk for onset of binge eating and bulimic pathology: A 5-year prospective study», *Journal of Abnormal Psychology*, vol. 117, núm. 4, pp. 941-946.

Tomiyama, A.; Hunger, J.; Nguyen-Cuu, J. y Wells, C. (2016): «Misclassification of cardiometabolic health when using body mass index categories in NHANES 2005-2012», *International Journal of Obesity*, vol. 40, pp. 883-886. DOI: 10.1038/ijo.2016.17.

Tomiyama, A.; Mann, T.; Vinas, D.; Hunger, J.; Dejager, J. y Taylor, S. (2010): «Low calorie dieting increases cortisol», *Psychosomatic Medicine*, vol. 72, núm. 4, pp. 357-364.

Tribole, E. y Resch. E.: *Intuitive eating* (1.ª edición). St. Martin's Press, Nueva York, 1995. (Trad. cast.: *La dieta intuitiva: un libro de recuperación para el seguidor crónico de dietas: vuelva a descubrir el placer de comer y recupere la línea*. Ediciones Obelisco, Barcelona, 1997).

—: *Intuitive Eating*. St. Martin's Press, Nueva York, 2012.

Truong, G.; Turk, D. y Handy, T. (2013): «An unforgettable apple: Memory and attention for forbidden objects», *Cognitive, Affective, and Behavioral Neuroscience*, vol. 13, núm. 4, pp. 803-813.

Tsafou, K.; De Ridder, D.; van Ee, R. y Lacroix, J. (2015): «Mindfulness and satisfaction in physical activity: A cross-sectional study in the Dutch population», *Journal of Health Psychology*. DOI: 10.1177/1359105314567207.

Tylka, T. (2006): «Development and psychometric evaluation of a measure of intuitive eating», *Journal of Counseling Psychology*, vol. 53, pp. 226-240.

Tylka, T. y Kroon Van Diest, A. (2013): «The intuitive eating scale–2: Item refinement and psychometric evaluation with college women and men», *Journal of Counseling Psychology*, vol. 60, núm. 1, pp. 137-153.

Tylka, T.; Annunziato, R.; Burgard, D.; Daníelsdóttir, S.; Shuman, E.; Davis, C. y Calogero, R. (2014): «The weight-inclusive versus weight-normative approach to health: Evaluating the evidence for prioritizing well-being over weight loss», *Journal of Obesity*, identificación del artículo: 983495, http://dx.doi.org/10.1155/2014/983495

Tylka, T. y Wood-Barcalow, N. L. (2015): «The body appreciation scale–2: Item refinement and psychometric evaluation», *Body Image*, vol. 12, pp. 53-67.

Urbszat, D.; Herman, C. y Polivy, J. (2002): «Eat, drink, and be merry, for tomorrow we diet: Effects of anticipated deprivation on food intake in restrained and unrestrained eaters», *Journal of Abnormal Psychology*, vol. 111, núm. 2, pp. 396-401.

USDHHS (2008): *Physical activity guidelines*. www.health.gov/paguidelines

USDHHS y USDA (2015): *Dietary guidelines for Americans 2015-2020*. 8.ª edición. Disponible en http://health.gov/dietaryguidelines/2015/guidelines

Wegner, D.; Schneider, D.; Carter, S. y White, T. (1987): «Paradoxical effects of thought suppression», *Journal of Personality and Social Psychology*, vol. 53, núm. 1, pp. 5-13.

Wenzlaff, R. y Wegner, D. (2000): «Thought suppression», *Annual Review of Psychology*, vol. 51, pp. 59-91.

Wood A.; Maltby, J.; Gillett, R.; Linley, P. y Joseph, S. (2008): «The role of gratitude in the development of social support, stress, and depression: Two longitudinal studies», *Journal of Research in Personality*, vol. 42, núm. 4, pp. 854-871.

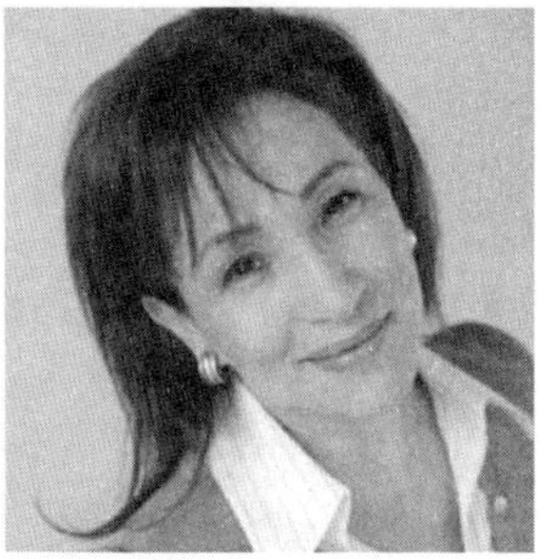

© Mikel Healey Photography

Evelyn Tribole, máster en Ciencias, y dietista y nutricionista colegiada, es una dietista colegiada galardonada que tiene su consulta de asesoría en nutrición en Newport Beach (California). Está especializada en trastornos alimentarios. También forma a profesionales de la salud sobre cómo ayudar a sus clientes a cultivar una relación sana con la comida, su mente y su cuerpo a través del proceso de la dieta intuitiva, un concepto del que es pionera conjunta. Tribole es la autora de varios libros, entre los que se incluyen *Healthy homestyle cooking*, y es coautora de *La dieta intuitiva: un libro de recuperación para el seguidor crónico de dietas: vuelva a descubrir el placer de comer y recupere la línea*. Fue la experta en nutrición del programa de televisión *Good Morning America*, y fue portavoz nacional de la Academia de Nutrición y Dietética durante seis años. Prestó sus servicios al comité de redes sociales de la Academia de Trastornos Alimentarios. Tribole suele ser buscada por los medios por su experiencia en temas nutricionales, y ha aparecido en cientos de entrevistas en la CNN, el programa *Today Show* de la NBC, la MSNBC y Fox News; los periódicos *USA Today*, *The Wall Street Journal* y la revista *People*. También da conferencias sobre la dieta intuitiva por todo el mundo.

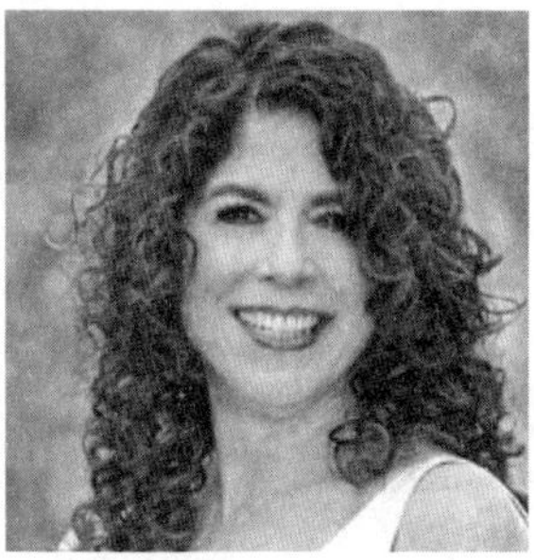

© Tracey Landworth Photography

Elyse Resch, máster en Ciencias, y dietista y nutricionista colegiada, es terapeuta nutricional en una consulta privada en Beverly Hills (California), y tiene más de treinta y cinco años de experiencia. Está especializada en trastornos alimentarios, la dieta intuitiva y la salud, sea cual sea la talla. Es la coautora de *La dieta intuitiva: un libro de recuperación para el seguidor crónico de dietas: vuelva a descubrir el placer de comer y recupere la línea*. Ha publicado artículos en revistas científicas y da ponencias y entrevistas extensas a los medios de forma regular. Su trabajo se ha reseñado en las cadenas de televisión CNN, KABC y NBC y KTTV; la radio AP Press KFI Radio, y el periódico *USA Today*, entre otros. Resch es conocida en Estados Unidos por ayudar a sus pacientes a librarse de la mentalidad propia de las dietas mediante el proceso de la dieta intuitiva. Su filosofía abraza el objetivo de reconectar con tu sabiduría interior con respecto a tu alimentación. Supervisa y forma a profesionales de la salud, es una dietista diplomada en trastornos alimentarios y es miembro de la Asociación Internacional de los Trastornos Alimentarios y de la Academia de Nutrición y Dietética de Estados Unidos.

Tracy Tylka, doctora, que es la escritora del prólogo, es profesora de psicología en los campus Columbus y Marion de la Universidad Estatal de Ohio. Cursó sus estudios de grado y posgrado en la Universidad de Akron, y obtuvo su licenciatura en Psicología en 1995, su máster en Ciencias en psicología del asesoramiento en 1998, y su doctorado en Psicología del asesoramiento en 2001. Tylka completó su período de prácticas predoctoral en el centro de orientación de la Universidad del Sur de Illinois Carbondale. Se incorporó al Departamento de Psicología de la Universidad Estatal de Ohio como profesora auxiliar en 2001, consiguió la titularidad y un ascenso a profesora asociada en 2007, y fue ascendida a profesora titular en 2013.

Índice